Luban-Plozza/Amann-Jennson · Schlaf dich gesund!

Die Kraft der Tat – Ratgeber von Oesch

Marilyn Aslani, Massagelehrerin: **Massage ganz entspannt.** Lockerung, Heilung, Stressabbau. Partnermassage, Selbstmassage, stärkende Übungen. Wunderschön und praktisch – kann während der Massage dank neuartiger Stelltechnik dauernd konsultiert werden. Neu! ISBN 978-3-0350-3040-2

Helga Baureis, Autorin, Kinesiologin: **Du wirst ja immer jünger.** Die besten Tipps für die schönsten Jahre. ISBN 978-3-0350-5064-6

Emile Coué (1857–1926), Apotheker, Begründer der Autosuggestion: **Autosuggestion.** Die Kraft der Selbstbeeinflussung durch positives Denken. 5., überarbeitete Auflage, Neuausgabe. ISBN 978-3-0305-1507-2

Heike Höfler, Atemtrainerin: **Atme dich gesund!** Atemtherapie und Atemgymnastik in 18 Übungsschritten. 2. Auflage. ISBN 978-3-0350-5077-6

Eli Hoekstra / Doke van der Neer: **ISMAKOGIE.** Anmut, Schönheit, Vitalität, Entspannung – die spielerische Bewegungslehre für den Alltag. ISBN 978-3-0350-0029-0

Ingo Jarosch, Tai Chi-Lehrer: **Tai Chi.** Die sanfte Kunst: Energie, Ruhe, Kraft, Entspannung. Leicht, locker, luftig. Neu 2008! ISBN 978-3-0350-3044-0

Dr. phil. Thomas Methfessel, Tai Chi-, Qigong- und Yogalehrer: **Tai Chi für Anfänger.** Illustrierte Einführung in die chinesische Bewegungsmeditation. 12. Auflage, neu ganz in Farbe! ISBN 978-3-0350-3037-2
Ders.: **Qigong für Anfänger.** Farbig illustrierte Einführung in Theorie und Praxis der chinesischen Gesundheitsübungen. 2. Auflage. ISBN 978-3-0350-5060-8

Dieter Stahl, Feng Shui-Berater: **Feng Shui.** So schaffen Sie sich ein heilendes, anregendes und intaktes Umfeld. ISBN 978-3-0350-5079-0

Shirley Trickett, Krankenschwester: **Endlich wieder angstfrei leben.** Selbsthilferatgeber gegen Angst, Depressionen, Panikattacken. 11. Auflage. ISBN 978-3-0350-0020-7

B. Luban-Plozza
G. W. Amann-Jennson

Schlaf dich gesund!

Das entscheidende Drittel unseres Lebens – Ratgeber für tiefen, gesunden Schlaf

Oesch Verlag

Die Hinweise und Tipps in diesem Buch dienen der Selbsthilfe. Sie sind wirksam, leicht durchführbar und für jeden geeignet. Sollten Sie jedoch ernsthafte Gesundheitsprobleme haben, gleich, ob physischen oder psychischen Ursprungs, begeben Sie sich bitte in fachliche Behandlung.
Die Angaben in diesem Band basieren auf dem bei Erscheinen aktuellen Wissensstand von Medizin und Naturheilkunde, soweit er Autoren und Verlag zur Verfügung gestanden hat.
Alle Ratschläge wurden von den Autoren und dem Verlag sorgfältig erwogen und geprüft; dennoch kann eine Garantie nicht übernommen werden. Eine Haftung der Autoren bzw. des Verlags und seiner Beauftragten für Personen-, Sach- und Vermögensschäden ist ausgeschlossen.

11. aktualisierte Auflage (Neuausgabe) 2008

Die früheren Auflagen des Werkes sind unter Mitwirkung von Dr. med. Hans H. Dickhaut (†) erschienen.

Umschlagfoto: © SAMINA, A-6820 Frastanz
www.samina.at
Druck und Bindung: CPI – Ebner & Spiegel, Ulm
Printed in Germany

ISBN 978-3-0350-3038-9

Gern senden wir Ihnen unser Verlagsverzeichnis:
Oesch Verlag, Jungholzstraße 28, 8050 Zürich
E-Mail: info@oeschverlag.ch
Telefax 0041/1 305 70 66 (CH: 01/305 70 66)

Unser Buchprogramm finden Sie im Internet unter:
www.oeschverlag.de

Inhalt

Geleitworte

Praktisch alle gesundheitsorientierten Menschen haben den Wunsch, gut zu schlafen, um am nächsten Tag den kleinen und großen Herausforderungen des Lebens wieder gewachsen zu sein. Instinktiv spüren wir Menschen, daß ein guter, erquickender Schlaf Körper, Seele und Geist beflügelt. Neben Atmung und Ernährung zählt der Schlaf zu den elementarsten Funktionen unseres Lebens. Doch gerade dieser natürliche und subtile Vorgang ist heute stark gefährdet. Millionen von Menschen klagen über schlechten Schlaf und dessen Folgen.

In den letzten zwei Jahrzehnten hat der Schlaf aus wissenschaftlicher und medizinisch-therapeutischer Sicht massiv an Bedeutung gewonnen. Erholsamer Schlaf ist im Sinne einer ganzheitlichen Medizin und Lebensweise zu einer der wichtigsten natürlichen Arzneien geworden. Die aktuellen Ergebnisse der Schlafforschung, Schlafmedizin und Immunologie bestätigen eindrücklich, daß er einen großen Einfluß auf unsere Gesundheit und unser Wohlergehen hat.

Andererseits läßt uns die Tatsache, daß wir unseren Schlaf nicht bewußt wahrnehmen können, oft seine Wichtigkeit vernachlässigen. Erst die vielen Störungsformen des Schlafes samt Folgeerscheinungen wie Erschöpfung, Gereiztheit, Niedergeschlagenheit, Tagesmüdigkeit, Kreislaufproblemen, Kopfschmerzen etc. zwingen uns zur Auseinandersetzung.

Der Mensch hat sich im Laufe der Evolution immer wieder mit dem Schlaf und dessen Störungen beschäftigt, ebenso mit den nächtlichen Träumen, deren Sinn und Deutungen. Sowohl der naturgegebene Rhythmus von Wachheit und Schlaf als auch die biologische Notwendigkeit des Schlafes sind bis heute unverändert geblieben. Nur die möglichen Ursachen der Schlafstörungen haben sich immer wieder gewandelt. So haben beim Urmenschen andere Faktoren den Schlaf gestört, als dies heute beim Zivilisationsmenschen der Fall ist. Was aber früher wie heute für einen erholsamen Schlaf notwendig ist, bezieht sich auf die psycho-biologischen Mechanismen und Voraussetzungen, vor allem auf die geistig-seelische Harmonie. Sie ist die eigentliche Grundlage und Quelle für einen qualitativ hochwertigen Schlaf. Der gute Schlaf kommt – gleichsam wie unsere Gesundheit – von innen her. Was im Gegensatz zu früheren Generationen den Schlaf zunehmend stören kann, sind die veränderten äußeren Bedingungen. Ich denke dabei an die ›heimlichen Schlafstörer‹, in erster Linie an den nächtlichen Elektrostreß, wo durch technisch-physikalische Felder (Elektrosmog) die Qualität des Schlafes empfindlich beeinträchtigt werden kann. Aber auch Lärm, falsche Betten und Matratzen, Wohngifte und viele andere Faktoren zählen zu den »heimlichen Schlafstörern«. Diese Reize, gepaart mit psycho-emotionalem Streß, stören den Schlaf des Zivilisationsmenschen nachhaltig. Abgesehen von Krankheiten, Medikamenten, Genuß- und Suchtmitteln ist diese Art von Streß der häufigste Schlafstörer.

Erst die Bewußtmachung dieser eigentlichen Problematik, gefolgt von einer genauen Ursachenforschung, kann helfen, den Schlaf zu erhalten, wiederzufinden oder maßgeblich zu verbessern.

Zunehmend reift auch fachübergreifend die Überzeugung, daß die direkte Bekämpfung der Schlafstörung durch chemisch-synthetische Substanzen am eigentlichen und ursächlichen Problem vorbeigeht. Erst wenn wir akzeptieren, daß der gute, regenerierende Schlaf großteils von der seelisch-geistig-körperlichen Qualität des Tagesgeschehens und von den nächtlichen äußeren Rahmenbedingungen abhängig ist, werden wir unsere Bemühungen in eine andere Richtung verlegen können. Dann wird und darf der pharmakologisch erzeugte Schlaf auch in der Therapie nur eine temporäre Brücke sein, die sofort nach erfolgreicher Ursachenbeleuchtung und Harmonisierung der psycho-vegetativen Funktionen wieder abgerissen werden muß.

›Gottes Wege sind geheimnisvoll‹ – so kann ich meine persönliche Bekanntschaft mit Prof. Dr. med. Dr. h.c. Luban-Plozza umschreiben. Wir haben von Anfang an ›die gleiche Sprache› gesprochen. So ist es rasch dazu gekommen, daß wir gemeinsam das von ihm und seinem in der Zwischenzeit leider verstorbenen Freund und Co-Autor Prof. Dr. Hans Dickhaut verfaßte Buch *Schlaf Dich gesund* in die 10. Auflage brachten. Daß die inhaltliche Basis dieses Werkes schon seit über drei Jahrzehnten Bestand hat, läßt seine Qualitäten erahnen. Sie waren und sind ein herausragendes Fundament für meine praktischen Erfahrungen und Aufzeichnungen zum Thema Gesundheit und Schlaf.

Im Vordergrund unserer Bemühungen steht die ganzheitliche Betrachtungsweise, daß alles in unserem Körper miteinander verbunden ist und auf die psycho-biologische Qualität des Schlafes einen großen Einfluß hat. Umgekehrt wirkt sich eine bewußt herbeigeführte Verbesserung des Schlafes auf unsere Gesundheit, Vitalität, Lebensfreude, die Kreativität, den Einfallsreichtum, unseren persönlichen Erfolg – kurzum auf unser gesamtes Leben positiv aus.

Diese Philosophie bildet die Basis für dieses Buch, welches fruchtbringende Anregungen für einen besseren Schlaf und ein besseres Leben geben soll. Gleichzeitig mögen diese zur Wiedergeburt einer naturbewußten und lebenskonformen Schlafkultur beitragen. Auch wer bereits gut und erholsam schläft, gewinnt hier eine Fülle wertvoller und interessanter Erkenntnisse, die ihm helfen, seine bisher ungestörte und natürliche Schlafgesundheit zu schützen und zu verbessern. Dem Arzt und Therapeuten kann dieses Buch als ergänzende Informationsquelle und als praktischer Leitfaden dienen. Allen Lesergruppen wünsche ich von ganzem Herzen, daß sie über den Weg der Bewußtmachung und aktiven Gestaltung den natürlichen Schlafrhythmus erhalten oder wiedergewinnen und so die geheimnisvollen Kräfte des Schlafes für ein besseres Leben nutzen können.

Unmittelbar vor Drucklegung dieses Buches ereilt mich die traurige Nachricht, daß mein Freund und Lehrer Professor Dr. med. Dr. h. c. Luban-Plozza im Alter von 80 Jahren am Heiligen Abend des Jahres 2002 in seinem Heim in Ascona verstorben ist. Er hat diese Neuausgabe initiiert und bis zuletzt mit vielen Anregungen und kritischer Hinterfragung wohlwollend und freundschaftlich begleitet. Dieses Werk soll auch dazu beitragen, sein umfassendes Wissen und seine Lebensphilosophie weiterleben zu lassen.

Trotz seiner schweren Krankheit hatte er gehofft, das Buch noch in den Händen halten zu können. Nun ist es dazu leider nicht mehr gekommen.

Jänner 2003/September 2008 *Günther W. Amann-Jennson*

Aus dem Vorwort zum ersten Erscheinen des Buches

Die meisten Menschen halten es für selbstverständlich, daß unser aktives Leben periodisch durch eine Phase der Ruhe – nämlich durch den Schlaf – unterbrochen wird. Nach außen hat es den Anschein, daß uns dabei einfach die Fähigkeit, bewußt zu handeln, abhanden kommt. Indessen hat die wissenschaftliche Forschung die Erkenntnis vermittelt, daß dieses scheinbare Negativum in Tat und Wahrheit eine positive Funktion erfüllt. Nur spielt sich dieses im Innern des Körpers ab, d.h. auf einer anderen Ebene als die Leistungen der auf die Umwelt ausgerichteten Sinnesorgane und der Skelettmuskeln.

Erzwungener oder absichtlicher Verzicht auf Schlaf hat automatisch ein bis zum Nullpunkt führendes Absinken der Leistungsfähigkeit, welche der Wachphase eigen ist, zur Folge. Der Wechsel zwischen den zwei Phasen ist allerdings zeitlich nicht starr. Es ist aber gut, womöglich einen gewissen Rhythmus einzuhalten. Dadurch wird das körperliche und seelische Wohlbefinden gesichert.

Leider sind die heutigen Sitten nicht dazu angetan, diesem natürlichen und elementaren Gebot in nötiger Weise Rechnung zu tragen. Mit der Darlegung wissenschaftlicher Erkenntnis ist es aber nicht getan.

Die Sorge um das Volkswohl macht es dem Forscher und dem Arzt zur Pflicht, diese Erkenntnisse Patienten und darüber hinaus weiteren Bevölkerungsschichten zu vermitteln, was mit dem Beitrag von Boris Luban-Plozza in hervorragender Weise geschieht. Der Autor hat sich immer wieder mit großen Verdiensten in den

Dienst einer umfassenden Gesundheitsvorsorge gestellt. Aber nur wenn der gewonnenen Einsicht wirklich nachgelebt wird, ist der Menschheit so gut als möglich gedient.

Prof. Dr. med. Dr. h. c. W. R. Hess †
Nobelpreisträger für Medizin und Physiologie 1949
Zürich, 1968

Zu diesem Buch

Die größte Hilfe ist es,
in den Menschen den Wunsch zu wecken,
sich selbst zu helfen.

ALJA RACHMANOVA

In der griechischen Mythologie ist Hypnos der Gott des Schlafes, der Sohn des Erebos und der Nyx, der Nacht. Erebos war für die alten Griechen das »Dunkel«, das auf die Abgeschiedenen, die Verschiedenen wartet. Als mythisches Wesen zeugte Erebos mit Nyx auch den Tag und den Äther (Firmament, »strahlend blauer Himmel«). Weitere Kinder sind das Schicksal, das Alter u. a. Der Zwillingsbruder von Hypnos ist Thanatos, der Tod. Die Griechen sahen in Hypnos den sanften und menschenfreundlichen, über Land und Meer schweifenden, milden Beruhiger.

Besonders der kranke Mensch erlebt bei seinen Schlafstörungen die Nacht als ein beunruhigendes und quälendes, düsteres und bedrohliches Dunkel. Angstgefühle sind dabei eine mehr oder weniger ausgeprägte Begleiterscheinung. Dies ist bereits der erste Hinweis, daß die Schlafqualität ein Spiegelbild unseres körperlich-seelischen Befindens ist. Der Schlafgestörte sucht dann einen »Beruhiger«, einen helfenden, beruhigenden Menschen oder helfende, beruhigende Mittel und Wege.

Aber auch für den vermeintlich gesunden Zivilisationsmenschen wird der regenerierende Schlaf immer häufiger zu einem Problem. Dies ist in der Regel die Folge von Streß und körperlich-seelischer

Disharmonie. Daß der Schlaf und damit die wichtigste Regenerationsquelle des modernen Menschen gestört ist, kann nur als eine Folge von zahlreichen Einflüssen und Stressoren während des Tages und der Nacht gesehen werden. Doch nicht nur der Schlaf leidet unter Streß, sondern der ganze Mensch – also unser Körper, unsere Seele und unser Geist und somit unser gesamtes Befinden, unsere Beziehungen, unser Leistungsvermögen und vor allem das eigene Lebensgefühl. Schlaf ist sozusagen der ›kybernetische Punkt der Mitte‹ unseres Daseins. Er bildet die Mitte zwischen beendeter und wieder beginnender Tagesaktivität.

Der Schlaf ist aus psycho-physiologischer Sicht der einfachste und wirkungsvollste Ausgleichsfaktor überhaupt. So muß es das oberste Ziel des gestreßten Menschen sein, seinen Schlaf wieder zu finden und zu optimieren. Die vielseitigen Mechanismen des Schlafes helfen uns nämlich, unsere gesamten Körpersysteme – insbesondere unser Nerven-, Hormon- und Immunsystem – wieder ins natürliche Gleichgewicht zu bringen.

Die Störung des Schlafes ist ein ernstes Signal, und die Weisheit unseres Körpers sagt uns damit mehr oder weniger deutlich, daß mit unserem vernetztem Körper-Seele-Geist-System etwas nicht stimmt. Mit unserem Buch wollen wir daher interessante Zusammenhänge zwischen Streß und Schlaf aufzeigen sowie bewährte und auch neue Wege weisen, die zu einem entspannteren Leben und damit fast automatisch zu einem besseren Schlaf führen. Persönliche Frage-Tests und praktische Übungen sollen helfen, den Teufelskreis zu durchbrechen. Der dabei entstehende ›Domino-Effekt‹ kann in der Folge das gesamte Leben positiv verändern und bessere Gesundheit, mehr Vitalität bis hin zu einem gestärkten Selbstvertrauen bewirken. Ein wesentliches Mittel zur Selbsthilfe und Entspannung bleiben dabei körperlich-geistige Entspannungsübungen wie das Autogene Training. Denn geistig-seelische Harmonie und guter Schlaf bedingen sich gegenseitig. Und beide fördern unseren inneren Heiler.

Die Streß- und Schlafforschung hat sowohl im biologisch-funktionellen als auch im sozio-psychosomatischen und im tiefenpsychologischen Bereich enorme Fortschritte gemacht. Neben unseren jahrzehntelangen persönlichen Erfahrungen haben wir bekannte und neue wissenschaftliche Erkenntnisse und Zusammenhänge in unser Buch aufgenommen. Die Lektüre ist sowohl als Anleitung zur aktiven Selbsthilfe als auch als Leitfaden und Informationsquelle für Ärzte, Psychologen und Therapeuten geeignet.

Der wichtigste Erfolgfaktor auf dem Weg zu einem entspannterem Leben und damit auch für einen besseren Schlaf bleibt jedoch dem Betroffenen selbst vorbehalten. Denn nur das persönliche und aktive Umsetzen der erprobten Wege kann die vielen positiven Veränderungen tatsächlich bringen. Wir beabsichtigen mit unseren Denkanstössen, Anregungen, Tests und Übungen, den Einstieg in eine ganzheitliche Denkweise zu erleichtern. Vor allem gilt es auch aus therapeutischer Sicht zu erkennen, daß die Störung des Schlafes im Normal-fall die Ursache nicht im Schlaf selbst hat. Deshalb sind die Behebung innerer und äußerer Ursachen die eigentliche Herausforderung. Nur dadurch können blockierte Mechanismen wieder funktionstüchtig werden, und man lernt Schritt für Schritt, mit dem Alltagsstreß besser umzugehen. Der gute Schlaf kommt dann auf wunderbare Weise wie von selbst zustande. Der Weg lohnt sich, und jeder Mensch kann die heilsamen Kräfte von Spannung und Entspannung, von Schlaf und Wachheit für ein besseres, streßfreies Leben nutzen. Gleichzeitig wird jede medizinische und therapeutische Maßnahme durch einen besseren Schlaf begünstigt.

Die aktuelle Schlaf- und Gehirnforschung deutet darauf hin, daß der Schlaf einer der wichtigsten Faktoren für unsere Gesundheit und unser Wohlergehen ist. In diesem Sinne ist also der Schlaf und seine Qualität neu zu begreifen, nämlich als die eigentliche Quelle für bessere Gesundheit, mehr Vitalität, Lebensfreude, Harmonie, Kreativität, für herausragende Leistungen und unseren persönlichen Lebenserfolg.

Genausowenig wie es zwei gleiche Fingerabdrücke gibt, gibt es auch keine zwei gleichen Schlafprofile. Schlaf ist genauso individuell wie der Mensch selbst. Schlaf will immer neu gestaltet und erobert werden. Jede Nacht und vor allem jeden Tag.

Prof. Dr. med. Dr. h. c. Boris Luban-Plozza, Ascona (Schweiz)
Günther W. Amann-Jennson, Frastanz (Österreich)

1. Das Phänomen Schlaf

Das dunkle Drittel – einst und heute

Geh schlafen, mein Herz, es ist Zeit.
RICARDA HUCH

Den Schlaf nennen die Dichter den Gott der Nacht und den Bruder des Todes.

»Die Künstler stellen ihn unter der Gestalt eines im tiefen Schlafe liegenden Jünglings, dessen Haupt auf Mohnköpfen ruht, oder unter dem Bild eines Kindes dar, das Flügel auf dem Rücken und ein Füllhorn hat, aus dem Mohnköpfe und eine Art von Dunst herausquellen.« So beschreibt ein zweibändiges umfangreiches Werk mit dem Titel *Nutzbares, galantes und curieuses Frauenzimmer-Lexicon,* 1773 zu Leipzig erschienen, den Schlaf und umreißt damit schon das Thema, nämlich die totengleiche Entrücktheit des Schlummernden in Verbindung mit den schlafbringenden Mohnköpfen und dem aufsteigenden Dunst nebelhafter Träume.

Beinahe 200 Jahre früher erklärt Johannes Colerus in der reichlich umständlichen und schwülstigen Sprache seiner Zeit in seinem *Calendarium perpetuum* von 1592, woher der »Schlaff kömpt«, und zitiert dabei auch Petrarca. Unser Wissen um schlafbringende Mittel ist aber weitaus älter; schon Höhlen- und Pfahlbaufunde aus der Stein- und Bronzezeit bezeugen das Vorhandensein von Mohn und anderen schlafbringenden Kräutern und Samen. Nach Schelenz (Geschichte der Pharmazie, Berlin 1904) spricht auch der Talmud bereits über einen Schlaftrunk aus Mohn oder Hanf, der

Kranken vor einer Operation als Anästhetikum gereicht wurde. Und mit Diptam (Spechtwurzel) und Wein heilte, belehrt von Kondrie la Sorciere, die alte Königin Parzivals Wunde und versenkte ihn mit Hilfe einer Wurzel in wohltuenden, schmerzlindernden Schlummer (Wolfram von Eschenbach, um 1230).

In der griechischen Mythologie spielt Lethe, der Vergessen bringende Fluß der Unterwelt, eine bedeutsame Rolle. Aus ihm tranken die Seelen Schlummer und Vergessen. Das Wort Lethargie – Schläfrigkeit und Teilnahmslosigkeit – beinhaltet »Vergessen« (griechisch *lethe)* und »untätig, träge« (griechisch *argos)*. Aus dem Schlaftrunk ist der Begriff des schlaftrunkenen Zustandes nach dem Erwachen entstanden; der Mensch, getränkt mit Schlaf und Schlafmitteln, ist eben trunken davon.

Auch im Norden finden wir schlafbringende Mittel: Odin versenkte die ungehorsame Brünhild mit seinem Dorn in den Zauberschlaf. Hier klingt das *Dornröschen* der alte Mythen und Volksweisheiten sammelnden Brüder Grimm an. Der Schlafdorn oder Rosenapfel war die Hagebutte, die als vielseitiges Heilmittel, besonders aber als Schlafbringer Verwendung fand. Die Spindel und der Rosendorn verflechten sich in diesen Erzählungen: Jahrtausendealtes Wissen, Erfahrungsgut, Zauber, Glaube und erfühltes Naturgeschehen blieben in den alten Märchen erhalten. Wer Talent und Lust dazu hat, kann aus ihnen Völkergeschichte, Heilkunde und Volksweisheit, Rechtslehre und religiösen Glauben, Katastrophen und Sternkunde herauslesen, selbst wenn sich das eine oder andere infolge seiner Wanderung durch die Jahrhunderte verändert haben mag. Das Dornröschen jedenfalls ist unserem Schlaftrunk die älteste Patin.

Wenn wir nun aus den frühgeschichtlichen Deutungen in die nachweisbare Historie eintreten, so erfahren wir von tatsächlichen und wirksamen Hilfen für den so lebenswichtigen Schlaf. In alten Werken ist allerdings meist nicht vom Schlaf die Rede, sondern vom Wachbleiben, denn richtigerweise galt es ja, diesen Zustand zu beheben. Und auf wie vielfältige Weise das zuwege gebracht wurde, ist überaus interessant.

Vor dreihundert Jahren ließ Shakespeare seinen Hamlet folgende Verse sprechen:

... Sterben – schlafen –
Nichts weiter! – und zu wissen, daß ein Schlaf
Das Herzweh und die tausend Stöße endet,
Die unsers Fleisches Erbteil – 's ist ein Ziel,
Aufs innigste zu wünschen. Sterben – schlafen –
Schlafen! Vielleicht auch träumen! ...

Dem großen Dichter ist es gelungen, die zu seiner Zeit – und bis ins 19. Jahrhundert – gültige Vorstellung vom Phänomen Schlaf in wenige Worte zu fassen.

In dem Spruch von J. Hammer *(Inneres Glück,* 1851) wird die friedvolle Geborgenheit deutlich, die wir im Schlafe finden können:

Siehst du den Schlaf auf einem Augenlide,
O, stör ihn nicht, denn heilig ist der Friede,
Mit dem er eine Menschenbrust begnadet.

In unserer Zeit ist der Schlaf zunehmend in die naturwissenschaftliche Forschung einbezogen worden, während er früher in der geistig-philosophisch orientierten Betrachtungsweise als ein passives Geschehen gedeutet worden war und sich allein durch seine Tiefe und Intensität von der Bewußtlosigkeit und vom Koma unterschied.

Die Entwicklung der Elektroenzephalographie, ihrer Anwendung sowie ihrer Diagnostikmöglichkeiten haben uns befähigt, diese Auffassung vom Schlaf zu berichtigen. Der moderne Mensch hat eigene, gewissermaßen neue Sorgen und Ängste, die frühere

Generationen kaum kannten. Die am meisten verbreitete ist wohl die »Schlaflosigkeit«. Es handelt sich aber nicht um eine Schlaflosigkeit im eigentlichen Sinne des Wortes, sondern um Schlafstörungen, über die fast ein Drittel der Menschen klagen. Insbesondere betroffen sind Menschen mit gesundheitlichen Problemen.

Der Schlaf hat sowohl psychische als auch somatische, dh. körperliche Voraussetzungen. Schon 1828 schrieb der deutsche Hausarzt Heinroth, der später Professor für Psychiatrie in Leipzig wurde: »Gewöhnlich sind die Quellen der Schlaflosigkeit psychisch-somatisch, doch kann jede Lebensphase für sich allein den vollständigen Grund derselben enthalten.« Hier wurden zum erstenmal die Schlafstörungen als psychosomatisch bezeichnet. Das hat sich – wie wir heute wissen – auch im Sinne der wechselseitig und ausgleichend wirksamen Vorgänge im seelischen und im körperlichen Bereich, besonders aber im Bereich des neurovegetativen Systems, als richtig erwiesen. Störungen und Disbalancen des vegetativen Nervensystems gehen mit einer Verschlechterung der Schlafqualität einher. Umgekehrt führt der verschlechterte Schlaf auch zu einer Störung der neurovegetativen Abläufe. So schließt sich ein verhängnisvoller, gesundheits- und schlafstörender Kreis.

Körperlich-psychische Abläufe

Es schlafen nicht alle,
die die Augen geschlossen halten.
Sprichwort

Gion Condrau, der Zürcher Psychosomatiker, referiert: »Die Existenz des Menschen ist während des Schlafes keineswegs unterbrochen. Bereits die Tatsache, daß der Mensch jeden Morgen nach dem Erwachen aus einem Tiefschlaf um seine Identität weiß, daß er sich an das Gestern erinnert, daß ihm die Welt, die er vor dem Einschlafen ›verlassen‹ hat, beim Aufwachen nicht fremd, sondern wohlbekannt erscheint, läßt mit aller Deutlichkeit erkennen, daß sich des Menschen Dasein im Wachen und Schlafen kontinuierlich durchhält. Aus nichts oder aus bewußtloser körperlicher Materie könnte nämlich unser Wissen um uns und um die Dinge unserer Welt beim morgendlichen Erwachen unmöglich immer wieder erstehen und stets von neuem da sein.«

Schlaf bedeutet nicht – wie man früher glaubte – eine ziemlich gleichmäßig verminderte Aktivität aller Teile des zentralen Nervensystems, sondern eher eine Verlagerung der Aktivität auf andere Zentren, im Grunde als eine gesteigerte Aktivität bestimmter Hirnzentren. Heute weiß man, daß Schlaf über eine innere Uhr, Dunkelreize und ganz bestimmte Hormone und Transmitterstoffe ausgelöst wird und die Gehirnaktivität im Schlaf keinesfalls gemindert wird, sondern vielmehr in anderen Regionen des Gehirnes stattfindet als am Tage.

Die Schlafphasen

Obwohl unser Körper während des Schlafes ruht, werden die Körperfunktionen nicht einfach abgeschaltet. Einige Organe arbeiten gedrosselt, andere sogar aktiver als im Verlauf des Tages. Um alle Körperabläufe zu regulieren, läuft das Gehirn im Schlaf erstaunlicherweise auf Hochtouren.

Die Schlafforschung unterscheidet insgesamt fünf Schlafphasen. Der Non-REM-Schlaf (orthodoxer oder synchroner Schlaf) hat vier Schlafstadien: die Einschlafphase und den leichten Schlaf, während deren selbst leise Geräusche den Schlafenden wecken können, sowie den mittleren und den Tiefschlaf.

Der REM-Schlaf (Traumschlaf oder paradoxer/asynchroner Schlaf):

REM ist die Abkürzung für die englische Bezeichnung »Rapid Eye Movement« und kann mit rascher Augenbewegung übersetzt werden. In dieser traumaktiven Phase lassen sich unter den geschlossenen Augenlidern starke Augenbewegungen erkennen. Unser Gehirn verarbeitet während dieser Schlafphase die Ereignisse des Tages, ordnet Informationen, speichert neue und löscht alte Lerninhalte. Der REM-Schlaf spielt deshalb eine wichtige Rolle für unser Gedächtnis. Wird jemand aus dieser Schlafphase aufgeweckt, kann er sich meistens an seine Träume erinnern.

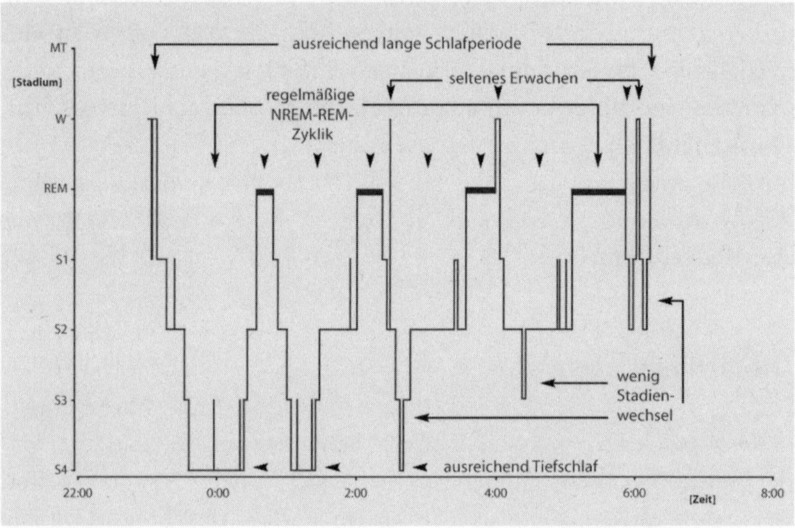

Analyse der Schlafphasen (QUISIÒ) bei einem gesunden Menschen

Diese Phasen und »Wellenbewegungen« wiederholen sich drei- bis fünfmal pro Nacht, wobei die Schlaftiefe immer geringer wird, die Traumdauer dagegen immer länger. Nach einer kurzen Zeit des ruhigen Wachseins beginnt die Einschlafphase. Nach 60 bis 90 Minuten durchläuft der Schläfer die vier Schlafstadien in umgekehrter Reihenfolge, ohne dabei aufzuwachen. »Dieses nächtliche Schema ist ebenso universal wie der Schlaf selbst und ebenso regelmäßig wie die Bewegungen der Planetenkörper«, schreibt der amerikanische Arzt Diamond. Der tiefste Schlaf ist nicht gleichzeitig der erholsamste. Völlig entspannt und gelöst sind wir in den Phasen des Traumschlafes. Messungen der elektrischen Gehirnaktivität zeigten, daß das Gehirn während dieser Schlafperioden sehr aktiv ist und eher dem Wachzustand als dem sonstigen Schlaf entspricht, daher der Name »paradoxer Schlaf« (als Gegensatz zum eigentlichen »orthodoxen Schlaf«). Gleichzeitig ist während dieser REM-Phasen die Ansprechbarkeit für äußere Reize bis nahe der Unempfindlichkeit gedämpft. Je jünger der Mensch, desto mehr Zeit verbringt er im REM-Schlaf. Ältere Menschen kommen in der Regel mit weniger Schlaf aus bzw. schlafen in mehreren Abschnitten und holen oft in einem Mittags- oder Nachmittagsschlaf ihre Schlafdefizite nach.

Das Träumen

Was die Brust im Wachen enget,
Aber treu verschließt der Mund,
Hat der Schlaf das Band gesprenget,
Tut es sich in Träumen kund.

FRANZ GRILLPARZER

In den REM-Zyklen findet unser Traumleben statt. Die Augen bewegen sich ständig unter den geschlossenen Lidern. »Es sieht dann wahrhaftig so aus, als ob der Träumer in ein mysteriöses, aufregendes und höchst eigenes Erleben verstrickt wäre«, meint der Schweizer Psychiater A. Ziegler. Wenn in Träumen beunruhigende Erinnerungen und Erfahrungen auftauchen, können die schnellen Augenbewegungen einen Entspannungseffekt hervorrufen. Dadurch wird die Verarbeitung von Erfahrungen ermöglicht.

Zugleich ist die Körpermuskulatur völlig entspannt. Interessanterweise haben die von intensiver Entspannung begleiteten Schlafphasen mit zunehmendem Lebensalter immer weniger Anteil an der gesamten Schlafzeit. Schon beim 20jährigen machen sie nur noch etwa ein Fünftel aus.

Die Phase des Traumschlafes ist für jeden Menschen lebensnotwendig. In einem Experiment konnte festgestellt werden, daß Versuchspersonen durch systematischen Entzug dieser REM-Phasen schon nach ein paar »traumlosen« Nächten einen Zustand hochgradiger Nervosität entwickelten und nicht mehr in der Lage waren, normal zu reagieren. In den darauffolgenden störungsfreien Nächten zeigten dieselben Personen einen außergewöhnlichen »Nachholbedarf« und träumten überdurchschnittlich viel. Offenbar entlasten die Träume von den psychischen Konflikten des Tages. Somit muß der Traum mehr als nur der Hüter des Schlafes sein, nämlich der Hüter der seelischen Gesundheit, ebenso wie der »orthodoxe« Schlaf Hüter der körperlichen Gesundheit ist.

Der Traum ist eine bildhafte, aber verschlüsselte Sprache sowie eine Reparaturwerkstatt der Seele. Die Träume meinen etwas anderes, als die Bilder selber darstellen. Sigmund Freud sprach ihnen eine prophetische Funktion ab, schrieb ihnen aber stark symbolischen Charakter zu; er sah in ihnen eine verschlüsselte Darstellung tiefliegender Konflikte des Träumers, Konflikte oft so peinlicher Natur, daß er sie anders als in der symbolhaften Traumsprache nicht zu formulieren vermochte. Freuds Auffassung gründete sich auf seine eigene Deutung der Traumerzählungen seiner Patienten.

Freuds bahnbrechendes Werk über die Traumdeutung, das im Jahre 1899 erschien, brachte das uralte Problem in genialer Weise der Lösung näher. Bei der Analyse der scheinbar sinnlosen Schauspiele, die sich allnächtlich im Unterbewußtsein seiner Patienten abspielten, entdeckte Freud die Grundzüge einer Traumgeschichte – eine Reihe verborgener Gesetze, die zweckvoll ineinandergreifen. Der Traum löst Konfliktsituationen und beschwichtigt (»umträumt«) negative, aufwühlende Tagesgedanken, die den Menschen schlaflos machen würden – er fungiert als »Wächter des Schlafes«. Freud nannte die Träume den »Königsweg zum Unterbewußtsein«. Der Begründer der Psychoanalyse konnte lediglich auf Grund zufällig erinnerter Traumbruchstücke und kaum nachprüfbarer Berichte über die Natur der Träume spekulieren. Seit Mitte der neunziger Jahre baut ein Team von Traumforschern am Sigmund-Freud-Institut Frankfurt/Main eine Datenbank für Träume auf. Bislang wurden darin mehr als 2000 Traumgeschichten gesammelt. »Ein Traum ist wie Nebel«, vergleicht Wolfgang Leuschner, Leiter des Labors für experimentelle Traum- und Gedächtnisforschung. Wissenschaftlicher Anspruch der Analytiker ist es, diese Vernebelung zu deuten. »Wir sehen den Traum als Fenster zum Verständnis von Gedächtnis und Erinnerung«, so Leuschner.

Träume sind wie »Vitamine« des Schlafes, sie kompensieren viele Regungen des Unbewußten. Angst- und Verfolgungsträume (Alpträume) treten bei Konflikten auf, angenehme Träume bei körperlichen Schwächezuständen. So kommt es, daß manche Menschen aus Angst vor ihren Träumen den Schlaf förmlich fliehen, um seiner regulativen Tätigkeit zu entgehen!

Träume nehmen einen viel größeren Teil der Nacht ein, als man früher dachte. Sie spielen sich keineswegs immer in Sekundenschnelle ab, sondern meist annähernd dem »echten« Zeitablauf entsprechend und können durchaus 20 Minuten und länger dauern.

Wurden bei entsprechenden wissenschaftlichen Untersuchungen Schläfer aus dem REM-Schlaf geweckt, konnten sich 80 Prozent von ihnen an eben abgelaufene Träume erinnern. Wenn Schläfer aus Nicht-REM-Schlafphasen (NREM-Schlaf) geweckt wurden, dann berichteten nur 7 Prozent, geträumt zu haben. Die meisten Berichte nach dem Erwachen aus dem REM-Schlaf enthalten mehr gedankenähnliches Material; der Schläfer ist nur selten aktiv am Geschehen beteiligt und emotionale Komponenten fehlen in der Regel. Der Bewußtseinsstrom scheint in diesem Schlaf nie ganz zu versiegen.

Haben Träume eine Bedeutung?
Erich Fromm (1900 in Frankfurt am Main geboren, 1980 in Muralto, Tessin, verstorben, Psychoanalytiker, Sozialphilosoph) sagt vom Traum, er sei »Ausdruck unserer erhabensten wie niedersten Seelentätigkeit. Durch seine Deutung gewinnen wir eine größere Selbsterkenntnis.« Unsere Träume enthalten wichtige Mitteilungen. Wir träumen nie Unsinn oder Nebensächlichkeiten, immer sind es Dinge, die uns bis in den Schlaf hinein verfolgen.

Aber wie sollen wir die »großen Wahrheiten« und »wichtigen Erkenntnisse«, die uns das Unbewußte durch den Traum vermittelt, je erfahren können? Die Traumdeutung gilt bis heute als eine komplizierte Wissenschaft. Um Träume zu verstehen, brauchen wir, erklärt Fromm, »weniger ein Studium als vielmehr Interesse, Phantasie, Geduld und die Bereitschaft zu lernen. Am besten ist es, wir steigen in die Traumsprache ein, wie wir uns als Kinder an unsere Muttersprache herangemacht haben. Je mehr wir uns mit der Traumsprache und deren Symbolen beschäftigen, je mehr wir unsere Phantasie spielen lassen, um so rascher begreifen wir die Bedeutung unserer Träume.«

Fromm sieht in der Traumdeutung »ein Familienspiel für Erwachsene und Kinder ab acht Jahren«; und er ist überzeugt, daß bei diesem Spiel »sich selbst der phantasieärmste Mensch zu einem einfallsreichen und kreativen Geschichtenerzähler entwickelt«.

Theoretisches Wissen ist nach seiner Meinung für die Deutung von Träumen nicht unbedingt erforderlich. Dennoch sollten wir uns wenigstens ein paar Grundkenntnisse aus der Traumforschung aneignen. Nach Ansicht des Forschers P.H. Koesters gehört dazu folgendes:

- Wir können uns vornehmen, unsere Träume zu behalten. Vor dem Einschlafen sollen wir uns mehrmals sagen: »Ich kann mich an meinen Traum erinnern!« Es ist eine oft bestätigte Erfahrung, daß dieser Vorsatz zum Erfolg führt. Ebenso können wir uns vornehmen, von bestimmten Personen oder Problemen zu träumen, also unser Unbewußtes gleichsam um eine Stellungnahme zu bitten. Auch das gelingt erfahrungsgemäß häufig.

- Mit Hilfe der formelhaften Vorsatzbildungen beim Autogenen Training (S. 102 ff.) gelingt es meistens, sich auf das Behalten von Träumen einzustellen.

  Wir können unsere Träume in präzise Sätze fassen und uns dazu Fragen stellen, zum Beispiel: Was fällt mir zu der Schokoladentorte ein, die ich im Traum gesehen habe? Ist sie meine Lieblingstorte? Mag ich solchen Kuchen? Bei welcher Gelegenheit habe ich die Torte gegessen? Wer saß mit am Tisch?

- Wir sollten den Traum aufschreiben. Dadurch verschaffen wir uns größere Klarheit über das Traumgeschehen. Außerdem können wir die Träume sammeln und miteinander vergleichen. Wir stellen dann fest, daß ein Problem Thema verschiedener Träume sein kann.

- Wir müssen herausfinden, in welcher Stimmung wir im Traum waren. Haben wir uns geärgert? Waren wir erfreut? Erregt? Niedergeschlagen? Dasselbe gilt fürs Aufwachen. Sobald wir die Augen aufschlagen, müssen wir registrieren, welche Laune wir haben. Die Laune stammt meistens aus dem letzten Traum.

- Wir müssen uns immer bewußt sein, daß die Symbole im Traum unendlich viele Bedeutungen haben können. Ein Igel kann ein Problem symbolisieren. Drei Personen können in einer erscheinen, etwa: Die Person im Traum hatte Locken wie X, ein Nase wie Y, und der Ring an ihrem Finger erinnert mich an Z, der ein solches Schmuckstück trägt. Im Traum ist alles möglich.

  Andere Personen symbolisieren nicht selten eigene Anteile der verschiedensten Art, insbesondere widersprüchliche oder ambivalente Gefühle, Wünsche und dergleichen. So träumte ein junger Mann, er sei im Reisebüro, um sich beraten zu lassen. Etwa sechs nur schemenhaft erkennbare, fast gesichtslose und geschlechtslose Menschen berieten ihn und sprachen durcheinander. Im anschließenden Gespräch gelang es, diese beratende Per-sonen als Symbolgestalten für seine sehr unterschiedlichen Reisewünsche zu deuten.

- Sigmund Freud glaubte, unsere Träume würden sich ausschließlich mit unseren verdrängten, nicht bewußten Wünschen beschäftigen, mit jenen Begierden und Regungen also, von denen wir überhaupt keine oder nur eine vage Ahnung haben. Diese Annahme wurde von Erich Fromm zwar nicht widerlegt, aber eingeschränkt. Seiner Meinung nach können Träume einen Menschen auch leiten, führen, an seine Moral appellieren oder ihn auf künftige Gefahren aufmerksam machen. Dessen sollen wir uns beim Deuten unserer Träume bewußt sein. Unsere Träume beschäftigen sich mit unserem ganzen Leben, mit unserer ganzen Persönlichkeit samt deren Vergangenheit, Gegenwart und Zukunft.

- Den letzten, aber wichtigen Rat hat uns Freud gegeben. Damit die Traumdeutung gelingt, müssen wir »jeden Gedanken« prüfen, der uns zu unserem Traum einfällt, also auch jene, die uns unsinnig erscheinen. Vor allem aber müssen wir sorgfältig jedes Detail unseres Traumes hinterfragen.

Nichts fällt zufällig ein; es gibt keinen Zufall, da alles aus einer Bedeutung heraus zufällt, auch wenn diese oft schwer erkennbar ist. Bedeutungen von Träumen bedürfen einer Reifungszeit; das ist wie bei Kastanien oder manchen Nüssen, die erst reifen müssen, um aufzuplatzen. Es ist nicht immer nötig, eine Nuß aufzuknacken; sie öffnet sich vielleicht nach einiger Zeit des Reifens von selbst.

Von dem Traum wissen wir nur das, was unser Bewußtsein über ihn weiß. Das ist aber ein Bruchteil dessen, was unsere Persönlichkeit ausmacht. Ohne die Mittel der Traumdeutung werden wir nie richtig mit uns bekannt. Wir leben, ohne zu wissen, wer wir eigentlich sind und was mit uns los ist. Die Traumdeutung führt uns zu uns selbst und in das Wesen anderer Menschen. Denn nur wenn wir uns selbst begreifen, sind wir fähig, andere zu verstehen.

»Jeder kann Träumen lernen«, sagt auch Johana Miller, Autorin des Buchs *Ein Kurs in Träumen.* Nach ihrer Meinung helfen ein paar Tricks, das Erinnerungsvermögen zu kräftigen: Bevor der Träumer die Augen schließt, möge er sich einige Minuten Zeit gönnen, um das Wichtigste des Tages noch einmal Revue passieren zu lassen, oder sich auf eine Frage konzentrieren, die im Traum beantwortet werden soll. Zum »Reisegepäck« gehören außerdem ein Diktiergerät oder Stift und Papier, griffbereit auf dem Nachttisch, damit die Fülle der nächtlichen Erlebnisse sofort nach dem Aufwachen festgehalten werden kann.

»Beim Aufwachen kehren wir aus einer vierdimensionalen Welt in die Realität unserer dreidimensionalen Existenz zurück«, erklärt Johana Miller. Auf dieser Bewußtseinsebene könne der Traum etwa zehn Minuten überleben, da dann Unbewußtes und Bewußtes noch imaginär verbunden seien.

Durch das Festhalten der Traumfragmente und der mit ihnen verbundenen Gefühle hat der Mensch die Chance, neue Erkenntnisse über sich zu gewinnen oder sich über ein Problem, das ihn belastet, klar zu werden. Er muß sich dazu natürlich mit den Bildern und Gefühlen auseinandersetzen und versuchen, sie zu interpretieren.

Träume sind ein alternativer Bewußtseinszustand, den jeder Mensch jede Nacht erlebt. Sie tauchen im Rhythmus von etwa neunzig Minuten auf, es gibt also drei bis fünf Traumepisoden in einer Nacht. So kommt man auf ungefähr eineinhalb Stunden Traumproduktion pro Nacht, haben Wissenschaftler errechnet.

»Die Botschaft, die jeder Traum vermittelt«, so Johana Miller, »ist ein Stück Bewußtseinswerdung«. Träume lassen sich verstehen und deuten als (zunächst verdeckte) Aussagen über die aktuelle Lebenssituation, als Versuche, die Vergangenheit zu verarbeiten sowie als Ausdruck von Hoffnungen und Befürchtungen für die Zukunft. »Durch die Beschäftigung mit dem Traum kann ein Einblick in die eigene Persönlichkeit gewonnen werden, der im wahren Leben nicht bedeutsam erscheint oder oft gar nicht erst bewußt wird«, sagt Heinrich Deserno vom Sigmund-Freud-Institut. Traumforscher empfehlen daher auch, sich mit der Familie oder Freunden über Träume zu unterhalten und sie nach ihrer Interpretation zu fragen. Die Art und Weise, wie andere die Träume sehen, hilft einem selbst, Klarheit zu gewinnen.

Eine Besonderheit: luzides Träumen (Klarträumen)

Gelegentlich berichteten Patienten, daß sie sich nicht nur an ihre Träume erinnern konnten, sondern sich auch die ganze Zeit dessen bewußt waren, daß sie träumten. Einige konnten sogar Einfluß auf ihre Träume nehmen und in diesen bewußt agieren.

Dieses Phänomen nennt man Klarträumen oder auch luzides Träumen. Diese besonderen Träume unterscheiden sich von normalen Träumen dadurch, daß:

- der Träumer sich über den Umstand des Träumens völlig im klaren ist
- er im Traum um die eigene Handlungsfreiheit weiß
- sich der Träumer an sein Leben im Wachzustand erinnert
- der Bewußtseinszustand des Träumers ungetrübt ist
- dem Träumer alle Sinnesleistungen zur Verfügung stehen
- sich der Träumer sowohl im Traum als auch im späteren Wachzustand an den Klartraum erinnert

Bei dieser Definition handelt es sich um den Idealzustand; es gibt auch Träume, auf die nicht alle diese Merkmale zutreffen, die man jedoch trotzdem als luzid bezeichnen kann. Des weiteren gibt es auch sogenannte präluzide (vorluzide) Träume, die etwa folgendermaßen ablaufen: Der Träumer bemerkt in seinem Traum etwas, das ihn zu der Annahme führt, er könnte eventuell träumen. Er stellt verschiedene Tests an, die ihn jedoch glauben machen, er würde sich in der Realität und nicht in einem Traum befinden. Er träumt ganz normal weiter.

Das Thema ist interessant und bietet auch aus psychotherapeutischer Sicht Gegenstand für Untersuchungen. Wissenschaftlich ist das luzide Träumen noch zuwenig erforscht. Einige Wissenschaftler sind jedoch der Ansicht, jeder könne das Klarträumen erlernen.

Gehirnwellen und Bewußtseinszustände

Gehirnwellen sind die Summe der elektrischen Aktivitäten der Großhirnrinde, die mittels Elektroden an der Kopfhaut gemessen werden können. Jede der unzähligen elektro-chemischen Entladungen unserer Nervenzellen erzeugt normalerweise ein winziges elektromagnetisches Feld mit einer Frequenz zwischen einer und 40 Schwingungen pro Sekunde (in Ausnahmezuständen auch bis 100 Hz und höher). Die Gesamtheit dieser Signale ergibt die sogenannten »Gehirnwellen«.

Betawellen (13 – über 100 Hz)

werden gemessen, wenn eine Person sich im wachen, gespannten bis hin zum alarmbereiten Zustand befindet. Der normale Betabereich liegt zwischen 13 und 30Hz, ein hoher Anteil Betawellen korrespondiert meist mit einem erhöhten Ausstoß von Streßhormonen. Im Vordergrund steht dabei das nach außen gerichtete Bewußtsein, Verarbeitung von Sinnesreizen, prüfendes Denken. Dabei wird häufig eine gewisse Nähe zu Unruhegefühlen, Sorgen und plötzlicher Furcht beobachtet. Neurologisch werden die Betawellen in noch feinere Bereiche aufgeteilt, z. B. SMR Beta (12–15 Hz): entspannte Aufmerksamkeit nach außen, Mid Beta (15–18 Hz) für aktiv gerichtete Aufmerksamkeit nach außen, High Beta (18–35 Hz) auch bei dominanter Angst, Streß, und schließlich Gamma (35 Hz bis 100 Hz) bei körperlichen und geistigen Spitzenleistungen.

Alphawellen (8–12 Hz)
tauchen in relaxten Zuständen auf, bei geschlossenen Augen, im Stadium zwischen Schlafen und Wachen. Kennzeichnend für Alphawellen sind eine wohlige Entspannung, ruhiges, fließendes Denken, eine zuversichtliche Grundstimmung sowie ein Gefühl der Integration von Körper und Geist. Ein neutraler Zustand, der beim Autogenen Training oder bei anderen Mentaltechniken gerne genutzt wird.

Thetawellen (4–7 Hz)
entstehen üblicherweise im Schlaf, während bestimmter Trancezustände oder tiefer Meditation. Die Formationen des Unterbewußtseins sind nun aktiv. Dieser Zustand ist charakterisiert durch plastisches Vorstellungsvermögen, erhöhte Lern- und Erinnerungsfähigkeit, Fantasiebilder, Inspirationen bis hin zu Traumsequenzen, bei denen die Denkfunktionen nicht eingreifen. Ideal für freies Assoziieren und kreatives Denken – wenn man nicht einschläft.

Auch treten bei bestimmten mentalen Dysfunktionen verstärkt Thetawellen auf, was Sie aber nicht weiter beunruhigen sollte: Bei Kindern wird bis zum zehnten, zwölften Lebensjahr ein hoher Daueranteil von Thetawellen gemessen.

Deltawellen (1–3 Hz)
treten hauptsächlich im Tiefschlaf auf und werden im Wachzustand nur äußerst selten erlebt. Sie werden von traumlosem Schlaf sowie verschiedenen Arten von Trance und »nicht-physischen« Zuständen begleitet. Von großer Bedeutung sind die Deltawellen für alle Heilungsvorgänge sowie für die Funktionstüchtigkeit des Immunsystems, werden doch in Delta häufig heilende Wachstumshormone ausgeschüttet. Interessante neuere EEG-Messungen konnten nachweisen, daß Heiler während ihrer »Sitzungen« häufig hohe Deltawellen-Anteile aufweisen.

Während der gesamten Schlafzeit treten alle Wellenmuster mehr oder weniger ausgeprägt auf. Immer mehr Neurologen und Immunologen gehen davon aus, daß die Selbstheilungskräfte nur in Korrelation mit bestimmten Hirnwellen aktiv werden. Auch aus diesem Grunde ist unser Schlaf von immenser Bedeutung.

2. Warum schlafen wir?

Der eigentlich hervorbringende, fruchtbare Teil unseres Daseins ist der Schlaf.

CARL ZUCKMAYER

Neben der psychologischen hat der Schlaf auch eine physiologische Funktion: Den Hauptzweck des Schlafes hat die Wissenschaft bisher in der »Erneuerung« der Zellen gesehen. Im Schlaf wird neue Kraft für den nächsten Tag getankt. Man verglich das menschliche Zentralnervensystem mit einer Batterie von begrenztem, jedoch sehr anpassungsfähigem Speichervermögen, welche erst wieder aufgeladen werden kann, wenn die alte Spannung entladen ist.

Um gesund und am Leben zu bleiben, ist daher der Schlaf als regelmäßiger Mechanismus der Entspannung zum neuerlichen Aufladen der Batterie unbedingt erforderlich. Wird ein Mensch zum Beispiel während dreier aufeinanderfolgender Tage und Nächte wach gehalten, so empfindet er ein überwältigendes Schlafbedürfnis. Auch für andere wird es immer schwieriger, ihn am Einschlafen zu hindern; sie müssen ihn dauernd dazu anregen, verschiedene Dinge zu tun. Immer neue Tätigkeit ist unerläßlich für sein Wachbleiben. Sobald sich Eintönigkeit einschleicht, werden seine Augen zufallen und sein Kiefer herabsinken.

Noch weiß man nicht, wieviel Schlaf der Mensch eigentlich braucht, wie verschieden das Schlafbedürfnis je nach Alter, Veranlagung, Konstitution und Beanspruchung ist. Fünf Stunden sind wohl als Minimum anzunehmen. Im Erwachsenenalter gelten acht

Stunden Schlaf als normal, doch unterscheiden sich die Schlafgewohnheiten von Mensch zu Mensch beträchtlich.

Neueste Forschungen

Warum schlafen wir? Der ›Papst der modernen Schlafforschung‹ Prof. Dr. William C. Dement von der Stanford University hat auf diese Frage einmal eine überraschende Antwort gegeben: »Ganz einfach, weil wir müde sind.« Diese sicher ironisch gemeinte Antwort dürfte einer neuen interdisziplinären Forschergruppe, bestehend aus Psychiatern, Neurologen, Psychologen, Internisten, Endokrinologen, Immunologen und Mathematikern an der Medizinischen Universität zu Lübeck, nicht ausreichend sein. Um neue wissenschaftliche Begründungen für das Phänomen »Schlaf« zu finden, werden Einflüsse auf das Gehirn, den Stoffwechsel und das Immunsystem untersucht. So soll eine möglichst umfassende Einsicht in die Funktion des Schlafs für den Organismus erlangt werden.

Wenn Ratten kontinuierlich am Schlaf gehindert werden, sterben sie innerhalb von 15 bis 25 Tagen in der Regel an Infektionen. Längerer Schlafentzug und chronische Schlafstörungen können zur Entgleisung des Stoffwechsels führen. Fast alle psychischen Erkrankungen gehen mit spezifischen Störungen der Schlafarchitektur einher. Diese wenigen Fakten verdeutlichen die außerordentliche gesundheitliche und medizinische Bedeutung des Schlafes, nicht nur für Psyche und Gehirn, sondern auch für den Stoffwechsel und das Funktionieren des Immunsystems. Schlaf scheint um so bedeutender zu werden, je komplexer die Anforderungen an den Organismus in der täglichen Auseinandersetzung mit seiner Umwelt sind. In der Wachphase ist der Mensch mit zahlreichen Stressoren konfrontiert, die allesamt schnelles Reagieren und Bewältigen erfordern. Vielfältigste und rasch wechselnde berufliche und soziale Situationen müssen durch adäquates Verhalten gemeistert werden.

Je nach körperlicher Aktivität, Nahrungsaufnahme und Energiereserven muß sich der Stoffwechsel ständig neu einstellen. Zusätzlich wird der Organismus mit unterschiedlichsten Viren, Bakterien und anderen Mikroorganismen konfrontiert, die unmittelbar immunologische Abwehrreaktionen hervorrufen. Diese psychischen, metabolischen und immunologischen Stressoren verursachen eine Destabilisierung der entsprechenden Regulationssysteme. Auf neue, unerwartete Situationen kann nicht mit eingefahrenen Mustern, sondern muß mit neuem Verhalten reagiert werden, das gelernt werden muß.

Akut kann der Organismus zwar in der Regel mehr oder weniger sinnvoll auf Stressoren reagieren. Eine längerfristige Anpassung setzt jedoch eine Art Gedächtnisbildung des Organismus voraus. Dieser Konsolidierungsprozeß scheint eine zentrale Funktion des Schlafes zu sein. Schlaf – so die Leithypothese der Forschergruppe an der Universität Lübeck – ist notwendig, um Gedächtnis auf allen Ebenen und für alle körperlich-seelisch-geistigen Regulationsmechanismen und Steuerungssysteme zu konsolidieren. Dieser laufende Anpassungsprozeß erfordert einen Zustand der Ruhe. Dazu ist die mehrstündige Schlafphase am besten geeignet.

Diese aktuellen Forschungsergebnisse geben Anlaß zur wissenschaftlichen Spekulation, daß sowohl Gesundheit als auch Krankheit im Schlaf entstehen könnte, daß diese sich sozusagen über eine spezielle Art von Gedächtnis Nerven-, Hormon- und Immunsystem im Schlaf neu adaptieren. Allein dieser Hinweis gibt dem Schlaf aus medizinischer, therapeutischer und vor allem prophylaktischer Sicht eine neue, immense Bedeutung.

Das Gedächtnis braucht Schlaf

Bestimmte Formen der Gedächtnisleistung stehen in engem Zusammenhang mit einer ausreichenden Dosis Schlaf. Menschen erinnern sich zuverlässiger an das, was sie am Tag gelernt haben, wenn sie in der folgenden Nacht gut schlafen. In Experimenten zeigte sich, daß sich ausgeruhte Studienteilnehmer leichter dabei taten, sich neue Fähigkeiten anzueignen, als jene Probanden, denen man Schlafentzug verordnet hatte.

Nicht der Schlafmangel selbst ließ sie das Gelernte vergessen – ihnen schien vielmehr der Zeitraum zu fehlen, in dem der Schlaf dem Gehirn hilft, die Informationen in dauerhafte Erinnerungen umzuwandeln. Somit hilft der Schlaf den Menschen, mit Informationsüberladung fertig zu werden. Ein wachsender Teil der Forschung zeigt, daß das Gehirn während des Schlafzustands des Körpers damit befaßt ist, Verbindungen einzurichten, die Erinnerungen verankern.

Offenbar müssen dabei Informationen in eine Form umgewandelt werden, in der sie nutzbar sind. Die Art des Gedächtnisses, die untersucht wurde, wird als »prozedurales Gedächtnis« bezeichnet, das zum Beispiel beim Erlernen des Klavierspiels oder einer Sportart benötigt wird. Dabei zeigte sich weiter, daß alle Phasen des Schlafes minimal unterschiedliche Rollen spielen. Deshalb ist eine rastlose oder verkürzte Nacht ebenso schlecht wie eine schlaflose.

Schlaf als wichtigste Gesundheitsquelle

Der Mensch opfert in der ersten Hälfte seines Lebens seine Gesundheit für den Reichtum, um in der zweiten Hälfte zu versuchen, den Reichtum wieder in Gesundheit zu verwandeln ... Unbekannt

Daß ein gesunder Schlaf positive Auswirkungen auf die Gesundheit und das Alltagsleben haben kann, entdeckten zuerst die alten Griechen und praktizierten eine Form des Heilschlafs an geheiligten Stätten. Einer der legendärsten Halbgötter der damaligen Zeit war Asklepios, Sohn von Gott Apollon und einer irdischen Frau. Er wurde etwa im 5. Jh. v. Chr. zum eigentlichen Gott der Heilkunst erklärt. Sein Symbol, eine um einen Stab gewundene heilige Schlange (Äskulabstab), wird noch heute als Zeichen des ärztlichen Standes verwendet. Überall in der griechischen Welt wurden Tempel an klimatisch und hygienisch günstigen Orten mit reiner Luft und klaren Quellen errichtet. Nach Fasten, Baden und religiösen Übungen erschien dem Heilsuchenden ein freundlicher Gott im Traume und gab verschlüsselte Anweisungen zur Therapie, die am Morgen von den Priestern gedeutet wurden. Von Asklepios' fünf Töchtern ist Hygieia vielleicht die bekannteste, die auch heute noch im Begriff ›Hygiene› fortlebt, genau wie der Name Asklepios selbst, mit dem sich noch heute Kliniken und Heilstätten weltweit schmücken. Der Kult des Heilschlafes fand seine Fortsetzung im frühchristlichen Mittelalter, wo anstelle des heidnischen Asklepios die Heiligen Cosmas und Damian oder Thekla traten.

»Wer schläft, der sündigt nicht, wer schlecht oder zu wenig schläft, wird langfristig krank«, bestätigt der Lübecker Prof. Jan Born. Er glaubt durch seine bisherigen Forschungen nachweisen zu können, daß ausreichender Schlaf vorbeugend gegen Zivilisationserkrankungen wie Bluthochdruck oder Übergewicht wirkt und sogar den Erfolg einer Impfung vergrößert. So soll der Schlaf eine außerordentliche Bedeutung nicht nur für Psyche und Gehirn, sondern auch für den Stoffwechsel und das Immunsystem besitzen; in einer Versuchsreihe zeigte sich, daß sich bei »Schläfern« nach einer Hepatitis-B-Impfung doppelt so viele Antikörper gebildet hatten wie bei wach gebliebenen Vergleichspersonen.

Bei jungen Testpersonen, die eine Woche mit nur vier Stunden Schlaf pro Tag auskommen mußten, entgleiste der Stoffwechsel deutlich. Exakt identifiziert sind all diese Mechanismen noch nicht. Es liegen aber schon jetzt Ergebnisse vor, die zeigen, daß gewisse Aspekte der hormonellen Regulation im Schlaf gleichzeitig das Gedächtnis für tags zuvor Gelerntes verbessern, die Blutzuckerregulation stabilisieren und immunologische Funktionen der Antikörperbildung verbessern. Diese Forschungsergebnisse bestätigen, daß der Schlaf die größte Quelle für Gesundheit und körperlich-geistiges Leistungsvermögen ist.

Gelingt es, die wesentlichen Mechanismen und Faktoren der Gedächtnisbildung im Schlaf auf diesen Ebenen zu klären, hat dies weitreichende Konsequenzen für die präventive und klinische Medizin. Denkbar wäre, daß dann durch entsprechende schlafmedizinische Einflußnahme Volkskrankheiten wie Übergewicht und Bluthochdruck besser behandelbar würden. Aber auch Verbesserungen der psychologischen Gedächtnisfunktionen, Immunreaktionen und Impferfolge bei älteren Menschen könnten Ziele schlafmedizinischer Behandlungen werden.

Kurzentspannung und Mittagsschlaf

Machen Sie während Ihres Arbeitstages wenn möglich hin und wieder ein Nickerchen, um so leichter, schneller und besser bewältigen Sie anschließend Ihre Aufgaben. Um so tiefer und erholsamer ist dann aber auch Ihr Nachtschlaf. Hauptursache für langes Wachliegen am Abend und in der Nacht mit nervösem Hin- und Herwälzen von einer Seite auf die andere ist nach Ansicht von U.J. Jovanovic nämlich die Übermüdung: »Nur wer sich abends nicht zu müde und abgespannt in sein Bett legt, kann sicher sein, auch bald die gewünschte und notwendige Nachtruhe zu finden.« Im Gegensatz zu Europa – dort mit Ausnahme der Südländer – setzt sich in Amerika das Mittagsschläfchen immer mehr durch. Auch das Kurz-Nickerchen am Arbeitsplatz ist salonfähig geworden. Die US-Army ist vom Sinn eines kurzen Nickerchens überzeugt: Schlafspezialisten üben mit Offizieren und Soldaten in Elite Camps den Kurzschlaf auf Kommando. Auch im Streß für kurze Zeit einmal alles loslassen heißt die Devise, danach soll die Leistung wieder stimmen. In den USA stellen Unternehmen ihren Angestellten deshalb zunehmend Ruheräume für einen kurzen Büroschlaf zur Verfügung. Hierzulande bleiben solche Wünsche noch weitgehend unerfüllt.

Kurz- oder Langschläfer?

Der amerikanische Erfinder Thomas A. Edison, dem die Menschheit unter vielem anderem die Glühbirne verdankt, soll jahrelang pro Tag nur zwei Stunden geschlafen haben, was natürlich nicht der Wahrheit entsprechen kann. Immerhin sagte Edison einmal von sich selbst: »Ich für meine Person habe nie mehr als vier bis fünf Stunden Schlaf in vierundzwanzig Stunden gebraucht.« Er verschwieg aber, daß er seinen fehlenden Schlaf tagsüber wettmachte, indem er wiederholt kurze Ruhepausen einschaltete. Edison bezeichnete Schlaf, wenn man ihn danach fragte, als Zeitverschwendung und ein Zeichen von Willensschwäche. »Wer nachts acht oder zehn Stunden schläft«, behauptete er, »schläft nie tief und ist nie richtig wach.« Edison sah im nächtlichen Schlummer ein lästiges Erbe aus den Tagen der Höhlenbewohner und glaubte allen Ernstes, das elektrische Licht seiner Glühbirne werde der Angewohnheit ein Ende machen.

Winston Churchill hat dagegen offenbar mit dem Gegenteil gute Erfahrungen gemacht. Nicht nur, daß er häufig bis spät in den Vormittag im Bett lag und dort manche Regierungsarbeit erledigte;

er legte sich häufig auch nachmittags für ein Stündchen hin. Die Natur habe nicht vorgesehen, schreibt er in seiner *Geschichte des Zweiten Weltkrieges,* daß die Menschheit ohne Ruhepausen von acht Uhr morgens bis mitternachts arbeitet. Schon zwanzig Minuten, in denen man einmal ausschalten könne, genügten zur Erneuerung der Kräfte. Auch hier finden wir Ähnlichkeiten zum Autogenen Training.

Erfolgreiche Spitzensportler lernen durch spezielles Mentaltraining, die Kunst der Entspannung selbst unter starker nervlicher Anspannung zu beherrschen. So können sie sich vor wichtigen Wettkämpfen auch tagsüber zum Einschlafen »zwingen«. Sie haben dann nach einem solchen »Zwischenschlaf« beste Voraussetzungen, herausragende Leistungen zu bringen.

3. Ursachen von Schlafstörungen

Schlafen ist die natürlichste Sache der Welt:
lebensnotwendig wie reine Luft zum Atmen,
wohltuend wie warmer Sonnenschein.
Schlaf ist keine Technik, die der Mensch
erst erlernen muß.
Und Schlaf braucht keine Technik
zu seiner Verbesserung.
Der Mensch braucht für einen guten, gesunden Schlaf
nicht mehr als eine ruhige Nacht,
einen harmonischen Raum,
eine störungsfreie Schlafumgebung
und ein warmes, bequemes Bett.

Die Zeiten haben sich geändert. Gott sei Dank – werden viele denken. Verkroch sich nämlich der Urmensch noch auf seinen Schlafbaum oder in seinen Unterschlupf, so sind unsere heutigen Schlafstätten doch viel bequemer. Aber mit dem Fortschritt des Menschen, insbesondere seit Erfindung der Glühbirne und damit der Möglichkeit, die Nacht zum Tag zu machen, haben wir uns von natürlichen Voraussetzungen für den Schlaf entfernt. Und manche Zeitgenossen sind noch heute davon überzeugt, daß es kein Zufall sein kann, daß mit der Erfindung von Elektrizität und Kunstlicht auch eine anhaltende Zivilisationsstörung, nämlich die Schlafstörung zusammenfällt.

Wer unter chronischen Schlafstörungen leidet, hat oft das Gefühl, er wäre der einzige, der sich durch die Nacht quälen muß, während alle anderen gut schlafen. Häufig reagieren Freunde, Arbeitskollegen, ja selbst der Partner mit Unverständnis, wenn man darüber berichtet, wieder einmal die ganze Nacht wachgelegen zu haben. Oder es kommen wenig nützliche Tips wie: »Du mußt dich mehr entspannen«, »Trink doch mal ein Glas Wein am Abend« usw. Viele Betroffene ziehen es daher resigniert vor, gar nicht über ihre Schlafprobleme zu berichten. Deshalb ist die Dunkelziffer bei Schlafstörungen sehr groß. Häufig weiß nicht einmal der Hausarzt, daß sein Patient darunter leidet.

Innere und äußere Ursachen

Nicht nur die Lebensbedingungen und Lebensgewohnheiten, sondern auch das Schlafumfeld haben sich in den letzten Jahrzehnten drastisch verändert. So sind die Schlafstörungen auf zwei Ursachengruppen aufzuteilen, nämlich die inneren und äußeren Ursachen. Das bedeutet, daß die Behebung der Schlafstörung immer von beiden Seiten angegangen werden muß. Nur so kann langfristig wieder mit einem erholsamen und körperlich-seelisch-geistig regenerierenden Schlaf gerechnet werden.

Mögliche *inneren Ursachen* für Schlafstörungen sind

- seelisch-geistige Disharmonie/Ängste (s. Anzeige S. 157)
- vegetative Disbalance
- muskuläre Disbalance
- Störung des natürlichen Biorhythmus
- Gesundheitsstörungen
- Burn-out-Syndrom
- Genußmittel wie Nikotin und Alkohol
- Medikamentenmißbrauch

- Ernährungsfehler und Stoffwechselprobleme
- Nahrungsmittel- und Umweltgifte im Körper
- Wassermangel durch zuwenig Wassertrinken

Diese inneren Ursachen hängen sehr eng mit unserer Einstellung zum Leben allgemein, zu unserer Gesundheit, zur Natur und deren Gesetzmäßigkeiten, zu den Rahmenbedingungen unserer Gesellschaft und natürlich auch zu unserem Schlaf und dessen Wichtigkeit für unser allgemeines Wohlbefinden zusammen.

Was die äußeren Ursachen von Schlafstörungen anbelangt, ist auch die Verlagerung unserer Hauptlebenszeit von der freien Natur in Haus, Wohnung, Büro- und Fabriksgebäude von Bedeutung. Arbeiteten um die Jahrhundertwende noch 80 Prozent der Menschen im Freien, so verbringt der Zivilisationsmensch 90 Prozent seines Lebens im umbauten Raum – sprich in Gebäuden. Dies hat aus rein biologisch-physiologischer Sicht entsprechende Auswirkungen auf die Lebensweise und unsere körperlich-seelische Gesundheit. Der moderne Mensch ist ›hauskrank‹ geworden. Bereits in den 60er Jahren wurde dies in den USA festgestellt, als Menschen durch Bauchemikalien, Asbestfasern, giftige Anstriche und Kleber krank wurden. Heute weiß man darüber viel mehr, und mit der modernen Wohn- und Baubiologie hat sich ein neuer Wissenszweig gebildet – die Lehre vom gesunden Bauen, Wohnen und Schlafen. Zusammenfassend kann festgehalten werden, daß das moderne Haus an folgenden ›Krankheiten‹ leidet:

- Elektro-Krankheit
- Magnetfeld-Mangel-Syndrom
- Lärmkrankheit
- Chemie-Krankheit
- Lichtmangel-Krankheit

Daraus resultieren viele Gesundheits- und vor allem Schlafstörungen. Diesen Zusammenhang zu erkennen und zu akzeptieren, ist für eine umfassende Ursachenerhebung von entscheidender Bedeutung. Mögliche äußere Ursachen für Schlafstörungen sind

- Elektrosmog
- falsche Schlafunterlage
- ungenügendes Bettklima
- falsche Nachtbekleidung
- Lärm, Geräusche
- Lichtreize
- Wohngifte
- Umweltgifte, Abgase
- gestörtes Raumklima (Temperatur, Luftfeuchtigkeit, Luft-Ionen)
- gestörtes Erdmagnetfeld
- Bio-Störzonen
- Vibrationen
- Infraschall
- Wetter/Klima
- Kosmische Einflüsse

Bezüglich der äußeren Ursachen, die sich in erster Linie auf unsere Häuser, Wohnungen und vor allem Schlafräume beziehen, sollte die Zusammenarbeit mit erfahrenen und ausgebildeten Fachleuten gesucht werden. In Frage kommen insbesondere Umweltmediziner, Bau- und Elektrobiologen, Radiästheten sowie Feng-Shui-Berater. Die Behebung ist deswegen wichtig, weil diese äußeren Ursachen sich auch auf unser Wohlbefinden, unsere Seelenharmonie und selbstverständlich auf unsere Gesamtgesundheit auswirken. All die inneren und äußeren Ursachen beeinflussen sich gegenseitig und können sich durch Kumulation massiv verstärken.

Störfaktor Streß

Süßer Schlaf! Du kommst wie ein reines Glück ungebeten, unerfleht am willigsten.

J. W. von Goethe

Die Gründe für die Störungen des Schlafes haben sich im Laufe der Zeit verändert. Waren es beim Urmenschen früher die Gefahren der Natur oder die Angst vor feindlichen Stämmen, so sind beim Zivilisationsmenschen die inneren Ursachen psychisch-emotionale Belastungen wie allgemeiner Streß, Berufsüberlastung, Konflikte, Probleme, Ängste, Ärger, Wut, Unzufriedenheit und vieles andere.

Schlafstörungen zählen neben Kopfschmerzen zu den häufigsten psychosomatischen Beschwerden. Körperliche Krankheiten wie Atembeengung, Schmerzen, Jucken usw. können zwar ebenfalls Schlaflosigkeit bewirken, hier soll es jedoch vor allem um den aus psychischen Gründen gestörten Schlaf gehen. Der Mensch braucht nicht immer ein schlechtes Gewissen zu haben, um schlecht zu schlafen. Die Skala der seelischen Probleme reicht viel weiter.

Spannungen, die durch die Ereignisse des Tages ausgelöst worden sind, stören die Entspannung. Ärger, Furcht, Schuld, Angst, Scham oder Reue sind Affekte, die den Menschen belasten und seine seelische Harmonie stören können. Er weiß, was ihn wach hält, aber er kann dieser Spannung nicht Herr werden. Wenn die im allgemeinen nur kurzlebigen Probleme des Tages gelöst sind, läßt die Schlaflosigkeit nach, bis die nächste schwierige Situation eintritt.

Ein häufiger Grund des chronisch gestörten Schlafes sind Angst und Streß – in allen ihren Formen und mit allen ihren Ursachen. Die Angst vor der Zukunft, vor Terror, Arbeitslosigkeit, Krankheit, Nichtbestehen oder sonstigem Lebensversagen raubt dem Menschen oft den Schlaf. Da gesellt sich zur eigentlichen angstbeladenen Schlafstörung noch weitere Angst – die Angst vor der nächsten schlaflosen Nacht. Unsere Gedankenwelt spielt dabei eine große Rolle. Der Gedanke: »Ich werde nicht schlafen« stellt bereits eine Weiche und ist sehr »schlaffeindlich«.

Lazarus definiert Streß folgendermaßen: »Streß ist jedes Ereignis, das als Schädigung, Bedrohung oder Herausforderung bewertet wird und bei dem äußere und innere Anforderungen die Bewältigungsfähigkeit einer Person beanspruchen oder übersteigen.«

Streß bewirkt, daß unser Körper alle verfügbaren Kraftreserven mobilisiert und dadurch Höchstleistungen erbringen kann. Früher, als es noch um das Überleben in der Wildnis ging, war diese Reaktion lebenswichtig. In Streß- oder Gefahrensituationen schüttet unser Körper Katecholamine (z. B. Adrenalin) und Kortisol aus und bewirkt beispielsweise eine Verbesserung der Durchblutung der Herz- und Skelettmuskulatur, die Wahrnehmung wird verschärft und die Versorgung mit Energie in Form von Zucker (Glukose) erhöht. Diese Reaktion auf aktuelle Gefahrensituationen ist physiologisch sinnvoll. Häufig wird daher »guter Streß« (Eu-Streß = Euphorie-Streß) von »schlechtem Streß« (Di-Streß = Disharmonie-Streß) unterschieden. Der Unterschied besteht vor allen Dingen in der Dauer und Intensität der Streßbelastung.

Beim »guten Streß« kommt der Organismus nach einer Streßphase von begrenzter Dauer wieder zur Ruhe. Wenn diese Streßsituation und -reaktion aber andauert, spricht man von »schlechtem Streß« oder eben Di-Streß.

Welche Faktoren verursachen Di-Streß?

Streß wird durch sogenannte Streßfaktoren oder Stressoren verursacht. Dazu gehören körperliche Faktoren wie Lärm, Nachtarbeit oder falsche Beleuchtung und psychosoziale Stressoren wie eine dauerhafte berufliche Überlastung, Konflikte in Beziehungen oder am Arbeitsplatz und soziale Isolierung. Auch bei kritischen Lebensereignissen gerät der Mensch unter Streß, wenn sich das Gewohnte plötzlich ändert, die Lebenssituation nicht mehr die gleiche ist und er sich an neue Situationen anpassen muß. Konkret verursachen z. B. der Verlust eines Partners, des Arbeitsplatzes oder die Eingewöhnung in einer neuen Stadt Streß. Streßerhöhend wirken dabei bestimmte Faktoren wie beispielsweise die Wichtigkeit des Lebensbereiches, das plötzliche Auftreten und die Dauer der Streßsituation.

»Streßrauchen«, »Streßessen«, »Streßtrinken« und Medikamentenmißbrauch sind verbreitete Reaktionen auf chronische Überlastung. Häufig tritt auch eine gesteigerte Aggressivität auf. Dadurch gerät die körperliche und seelische Harmonie soweit außer Kontrolle, daß daraus ernsthafte Gesundheitsstörungen auftreten. Dabei ist die Schlafstörung ein häufiger Wegbegleiter.

Streß und Angst wirken sehr ähnlich. Die Angst frißt den Schlaf auf. Sie wird aber oft hinter körperlichen Störungen im Sinne von psychosomatischen Beschwerden versteckt. So kann sich die Furcht vor einem Gerichtstermin, vor einem Examen oder vor ähnlichen Ereignissen am folgenden Tage in der Nacht als Weglauftraum mit Herzrasen und Schweißausbruch äußern. Der »Albtraum« wird meist als Druck auf der Brust oder auf dem Bauch erlebt. Wir stellen in ärztlichen Gesprächen mit Patienten immer wieder fest, daß diese bei psychosomatischen Störungen öfters über »schlechtes Träumen« klagen, wobei meist die Angst oder der Streß im Vordergrund steht.

Nicht nur Kinder, sondern ebenso Erwachsene nehmen Streßerlebnisse vom Abend (Fernsehen, Unfallereignisse oder dergleichen) mit in den Schlaf. Psychomotorische Unruhe im Schlaf kann die Folge sein, oft verbunden mit Hochschrecken, Schreien oder Sprechen im Zusammenhang mit dramatischen Traumabläufen. Sexuelle Phantasien, als Tagesrest in den Schlaf hineingetragen, können entsprechende Träume auslösen, die häufig den Schlaf unterbrechen.

Rasch stellt sich ein Teufelskreis ein, der die Patienten veranlaßt, den denkbar größten Fehler zu begehen: aus der Notwendigkeit heraus, zu einer bestimmten Stunde frisch sein zu müssen, den Schlaf erzwingen zu wollen. Sie lauern auf das Einschlafen und verfolgen mit angespannter Aufmerksamkeit, was in ihnen vorgeht. Je mehr sie sich auf diese Weise verkrampfen, desto weniger sind sie fähig, die zum Einschlafen nötige Entspannung zu finden. Denn Schlaf bedeutet Entspanntheit und Versinken in die Unbewußtheit, »und alles Denken an ihn und alles Schlafenwollen ist nur dazu angetan, einen nicht einschlafen zu lassen« (Viktor E. Frankl). Stellt sich der Schlaf infolge Erschöpfung endlich doch ein, so ist er vielfach unruhig und durch beängstigende Albträume gestört. Am Morgen müde und gerädert aufwachend, sind die Patienten für den bevorstehenden Arbeitstag denkbar schlecht gerüstet.

Dauerbelastungen überfordern

Wir leben in einer Zeit der Hetze: »Zeit ist Geld« steht als unseliger Wahlspruch über unserer Epoche. Nur sehr wenige unter uns haben die Kraft und die Möglichkeit, sich dieser Tendenz zu entziehen. In den sowjetischen Jugendherbergen gab es Warntafeln mit der Aufschrift: »Schlaf schneller, Genosse, damit der nächste Platz hat!«

Unsere Zivilisation fordert in all ihren Bereichen Planen auf lange Sicht. Dies bringt andauernde Anspannung und vielfach große Sorgen mit sich. Wer in einer Streßsituation lebt, findet keine rechte Ruhe. Dabei spielen Frustrationen eine bedeutendere Rolle als Überarbeitung.

In der hektischen Industriegesellschaft fehlen oft hinreichende Erholungsphasen. Bevölkerungs- und Verkehrsdichte, berufliche und familiäre Belastungen unterhalten einen Dauerstreß, dessen permanente Wirkung auf die inneren Organe im Verbund mit weiteren Risikofaktoren wie Fehlernährung, Bewegungsarmut und Genußmittelmißbrauch schließlich krankmachend wirken kann. Auch hier zeigt die Umgangssprache, wie tief diese Beziehungen in der Erfahrung verankert sind: Aufregung schlägt uns auf den Magen, vor Ärger spucken wir Galle, und psychische Belastung bricht uns gar das Herz. Tatsächlich sind zum Beispiel Magengeschwüre und Herzinfarkt zu Sinnbildern für die Auswirkungen schädigender Spannungen, von entgleistem Streß geworden.

Auswege bieten sich in Kenntnis dieser Zusammenhänge fast von selbst an. Voraussetzung ist eine eingehende Selbstanalyse, alleine oder mit dem Arzt zusammen. Eingebunden in Beruf und Familie, in Berufs- und Umwelt müßte der Energieaufwand im Idealfall nach allen vier Richtungen gleich sein. Das wäre der spannungsärmste Zustand, die »eigene innere Mitte«. Sie geht – wieder eine Redewendung – durch Streß verloren. Die eigene Mitte zu finden, sich zu sich selbst zu bringen, ja zu sich zu sagen, in diesem Sinne egoistisch zu sein, entlädt das eigene Spannungsfeld und hat eine ebensolche Wirkung auf die Mitmenschen. Schon der Pionier der Streßforschung, Hans Selye, hat von altruistischem Egoismus gesprochen.

Versteht man unter Streß nicht die Reaktion auf Spannungen, sondern diese selbst, wird deutlich, daß Streß nicht Schicksal, sondern eine eigene Fehlleistung durch eigenes Fehlverhalten ist. Streß ist eine wunderbare Chance zu erkennen, daß wir nicht der sind, der wir eigentlich gern wären. Die Umgangssprache bietet hier sogar noch die Therapie an: Selbsterkenntnis ist der beste Weg zur Besserung.

Wie viele Menschen klagen darüber, daß sie »keine Zeit haben«, und vergessen, daß jeder Mensch im allgemeinen seine Zeit so planen kann, daß »er sich die Zeit nimmt«, die er meint, nicht zu haben. Wir alle haben 24 Stunden am Tag zur Verfügung. Auch für viele Bereiche des für Schlafstörungen gern angeschuldigten Stresses sind wir mehr oder weniger selbst verantwortlich, zumindest mitverantwortlich.

Wie oft stellt sich für den Streßgeplagten die Frage: Warum läßt er das, was nach seiner Meinung den Streß bedingt, mit sich machen, warum bleibt er am »stressigen« Arbeitsplatz? Es lohnt sich, darüber nachzudenken, wie oft der Mensch selbst dafür verantwortlich ist, wie er mit seinen »äußeren Umständen« umgeht. Es geht nicht immer darum, alle Störungen zu beseitigen, sondern darum, die Kraft und die Fähigkeit zu entwickeln, mit den Störungen, mit den »äußeren Umständen« umzugehen. Das kann jeder lernen, zum Beispiel im Autogenen Training oder im Psychosomatischen Training.

Wie kann man Streß messen?

Der menschliche Körper verfügt über ein ganzes Netzwerk an biologischen Signalen, die je nach Umfeld und der entsprechenden gefühlsmäßigen Situation variieren. Bisher waren vorwiegend galvanische Hautwiderstandswerte, Temperatur- und Muskelspannungen Parameter, die Streß anzeigten. Aber es gibt auch auf der physiologischen Ebene Reaktionen auf Streß, zum Beispiel feinste Zitterbewegungen der Muskulatur, gesteuert über das vegetative Nervensystem. Dieses ultrafeine Zittern schwankt während des Tags in einem definierbaren Bereich. Änderungen des Mittelwertes im sogenannten Ruhezustand zeigen an, wie sich der Streß auswirkt.

Interessant ist in diesem Zusammenhang ein von dem französischen Psychotherapeuten Bruno Comby in Zusammenarbeit mit Ärzten und Spezialisten entwickeltes Meßgerät, das sogenannte ›Stressometer‹, das diesen Tremor-Effekt des Nervensystems in Ruhestellung (NZR) erfaßt. Auslöser dieses meßbaren Tremor-

Effektes sind Streßhormone, vorrangig die Wirkung von Adrenalin auf die beta-adrenegetischen Rezeptoren des Nervensystems. So ist der Einfluß von streßerzeugenden Faktoren als auch von Alkohol, Nikotin, Kaffee oder dergleichen meßbar. Zudem kann auch die entspannende Wirkung von Atemübungen, Autogenem Training oder die Einnahme von beruhigenden Substanzen gemessen werden. Somit ist das Gerät nicht zur Diagnose, sondern auch zur Überwachung von therapeutischen Maßnahmen geeignet und in der täglichen Praxis sehr hilfreich.

Zuwenig Schlaf und Streß – eine gefährliche Kombination

Zu einem überraschendem Ergebnis kamen Schlafforscher an der amerikanischen Universität von Stanford. Die Forschungsergebnisse deuten darauf hin, daß Personen mit großem Schlafdefizit im Alter besonders anfällig für Diabetes, Fettleibigkeit und Hirnschäden sein können. Prof. Dr. med. William Dement hat eine einfache Erklärung: »Wenn das Gehirn nachts nicht genug Ruhe hatte, versucht es, am Tag zu schlafen.« Wer dieser Tatsache nicht Rechnung trage, würde das Gehirn auf Dauer schädigen.

Bereits mit zwei Stunden zuwenig Schlaf gebe es kleine Beeinträchtigungen des menschlichen Verhaltens, bestätigt auch Dr. Thomas Rotth von der schlafmedizinischen Abteilung am Henry-Ford-Hospital. Bei einem Schlafmangel von zehn Stunden sei es beispielsweise unverantwortlich, einen Bus zu fahren. Das entspreche einer mittleren Alkoholisierung von 0,5 bis 1,0 Promille. Der Mediziner empfiehlt etwa sieben bis neun Stunden Schlaf pro Tag für Erwachsene. Kinder benötigten sogar zehn bis elf Stunden.

Besonders gefährlich ist die Kombination von Di-Streß und zuwenig Schlaf. Das Streß die Leistungsfähigkeit deutlich mindern kann, ist nicht neu. Eine Schweizer Studie belegt, daß Aufregung und Streß offenbar die Erinnerung beeinträchtigen. Ein Streßhormon wirkt dabei nicht, wie bisher angenommen, auf das Abspeichern der Informationen, sondern auf deren Verfügbarkeit.

Die Mechanismen von Streß und Angst

Dem Alltagsstreß kann man entgehen,
vermeidet man es aufzustehen.

Unbekannt

Alles, was zu einer körperlichen oder seelischen Überbelastung führt, wird allgemein als »Streß« bezeichnet. Diese Überbelastung kann aus dem körperlich-physikalischen Bereich stammen – wie durch Lärm, Arbeit, Studium etc. –, sie kann als chemische Belastung auftreten – wie durch Gerüche, Abgase, Umweltverschmutzung und ähnliches – oder wie bereits erwähnt als bioelektrische Belastungen durch Elektrosmog. Eine weitere Form ist die biochemisch-physiologische Beeinflussung, die durch Ernährungsfehler, Medikamente, Nikotin, Alkohol etc. auftritt.

Am häufigsten ist der Mensch jedoch vom seelisch-emotionalen Streß bedroht, der beispielsweise durch zwischenmenschliche Konflikte, Minderwertigkeitsgefühle, Unsicherheit oder Trauer hervorgerufen wird. Eine wesentliche Erkenntnis der Wissenschaft ist, daß alle genannten Einflüsse auf unseren Organismus die gleichen Auswirkungen haben wie Angst.

Vegetative und muskuläre Disbalancen

Was den gestreßten Menschen wie ein Schatten begleitet, ist die ›vegetative Disbalance‹. Dies ist auch sinngemäß eine der häufigsten Diagnosen, die Ärzte stellen, wenn die körperlichen Befunde negativ sind und trotzdem Symptome auftreten wie die Schlafstörung.

Dazu gesellt sich, quasi wie ein Zwilling ein weiteres Syndrom, nämlich die ›muskuläre Disbalance‹. Das Verhältnis Spannung – Entspannung darf dabei nicht mit dem Gegensatzpaar Bewegung – Ruhe verwechselt werden. Der verstopfte Darm befindet sich z. B. in einem Dauerkrampf, bleibt dabei aber völlig bewegungslos, während normale Verdauungsregungen das entspannte Innere zeigen. Diese Körperfunktionen werden durch das vegetative Nervensystem reguliert. Es steuert die Spannung des Gewebes, insbesondere der Muskeln, und reagiert empfindlich auf die geringsten Störungen unseres seelischen Gleichgewichtes. Der Ruhetonus, also die Grundanspannung des ruhenden Muskels, schwankt in bestimmten Grenzen, im Einklang mit unserem Temperament und unserer momentanen Stimmung. Wir bezeichnen jenen Zustand, bei dem alle Körperfunktionen gut aufeinander abgestimmt sind, als Eutonie. Unterscheiden sich die Tätigkeiten in ihrem Spannungs- und Entspannungsgehalt merklich, diagnostiziert der Arzt eine vegetative Dystonie, ein Krankheitsbild, das auf keine nachweisbare Organ- oder sonstige körperliche Störung zurückzuführen ist. Das vegetative Nervensystem ist mit dem Sympathikus und dem Parasympathikus der Impulsgeber unseres Körpers. Der Sympathikus steuert die anregenden, zupackenden Signale, der Parasympathikus die hemmenden, entspannenden. Entsprechend zeigt unser Organismus in den Phasen der Arbeit und Leistungsbereitschaft eine schnellere Atemfrequenz und Pulstätigkeit, in den Zeiten der Ruhe und Erholung eine bessere Durchblutung der Extremitäten und eine angeregte, gute Verdauung. Streßbelastungen stören die Balance, hemmen die Dynamik zwischen Anspannung und Entspannung. Die bekanntesten Störfaktoren sind Ärger und Angst in ihrer Mehrdimensionalität. Der Körper reagiert mit einer erhöhten Hormonausschüttung, mit steigendem Blutdruck, mit Gefäßverengungen und muskulären Verspannungen. Der bereits erwähnte Streßforscher Hans Seyle faßte diese somatischen Rückwirkungen des Organismus im Begriff ›Streß‹ zusammen. Zuerst begegnet der Körper diesem Ungleichgewicht mit erhöhter Widerstandskraft. Langanhaltender Streß und fortdauernde Überforderung führen zu einem Erschöpfungszustand (Burn-out-Syndrom), der die Körperzellen schwächt und ihre Erneuerung sabotiert. Diese Situation ist alarmierend. Schlaflosigkeit, Niedergeschlagenheit ohne ersichtlichen Grund, zwanghaftes Grübeln – das sind deutliche Erkennungszeichen einer ernsthaften Störung. Schlafstörungen, Dauermüdigkeit und schlechte Laune schmälern die Leistungsfähigkeit und belasten die sozialen Beziehungen. Der Teufelskreis schließt sich: In dieser Situation empfindet der Betroffene die an ihn gestellten Anforderungen als unüberwindbar, während er merklich weniger Energie zur Verfügung hat.

Welcher Streß-Typ sind Sie?

Streß ist ein Überlebensmechanismus des Menschen, der bei Gefahr die körperliche Leistungsfähigkeit anhebt. In einer Region des Zwischenhirns wird Angst signalisiert, über den Sympathikusnerv wird die Nebenniere blitzschnell aktiviert. Die Hormone Adrenalin und Noradrenalin werden vom Nebennierenmark in den Kreislauf ausgeschüttet. Gleichzeitig tritt eine Denkblockade ein, da Überlegungen die Reaktion verlangsamen würden. Der Streßmechanismus ist für einfache Gefahren ausgelegt. Flüchten oder Kämpfen, beides erfordert kein langes Nachdenken. In der Hypophyse wird der Botenstoff ACTH ausgeschüttet, der in der Nebenniere Hydrocortison freisetzt. Verdauungsprozesse und Sexualfunktionen werden gehemmt. Die Arterien werden mit Hämoglobin, dem sauerstofftransportierenden Blutbestandteil, angereichert, um verstärkte Muskeltätigkeit zu erleichtern.

Diese körperlichen Anpassungen erfolgen nicht nur bei körperlicher Gefahr, sondern werden auch durch gedankliche Prozesse eingeleitet, z. B. bei einer vermuteten Gefahr, bei Lärm, vor wichtigen Entscheidungen usw. Dadurch ist unser Körper einer ständigen Streßbelastung ausgesetzt, und die körperlichen Veränderung werden zum Dauerzustand mit pathologischen Folgen.

Der Sympathikotoniker

Ein vom Sympathikus regierter Mensch, ein sogenannter Sympathikotoniker, reagiert aktiv, extrovertiert, aggressiv und mit aktiver Muskelspannung, er spannt unbewußt seine Rumpf- und Rükkenmuskeln an. Sympathikotoniker fühlen sich häufig angespannt, neigen zu Bluthochdruck und Kopfschmerzen, leiden öfter unter Unruhe, Nervosität, feuchten Händen, Konzentrationsproblemen, Einschlafschwierigkeiten durch Überaktivität, und Herz-Kreislaufproblemen. In akuten Streßsituationen reagieren sie häufig aufbrausend und aggressiv. Das vegetative Nervensystem kommt aus der Balance – das Erlernen einer Entspannungsmethode wäre angebracht. Falls Sie zu dieser Gruppe zählen, könnten Sie Ihre Überaktivität durch ausgiebige Erholungsurlaube ausgleichen, Saunabesuche und Massagen einplanen, und besinnliche Aufenthalte in freier Natur sollten nicht zu kurz kommen.

Die ständig erhöhte Muskelspannung bringt bei vielen Sympathikotonikern eine Reihe von körperlichen Beschwerden mit sich wie Rückenschmerzen, Bandscheibenprobleme, Ischias, schmerzhafte Verspannungen der Rückenmuskulatur, Neigung zu Hohlkreuz, Spannnungkopfschmerzen, Migräne, Gedächtnisschwäche durch Überaktivität des Gehirns. Sympathikotoniker neigen zudem zu Herzinfarkt, Bluthochdruck, Schäden von Niere und Nebenniere, Aggressionen und temporärer Impotenz.

Der Sympathikotoniker braucht sehr viele Außenreize, um sich wohl zu fühlen. Deshalb ist dieser Typ auch sehr aktiv und in der Regel ein Mensch, der eher spät zu Bett geht. Sobald jedoch die

Reizüberflutung und Streßbelastung zu groß ist, neigt dieser Typus zu Ein- und vor allem Durchschlafstörungen. Albträume sind sehr oft auch ein Schlafstörer dieser Gruppe.

Sympathikotoniker sind Kampf- und Fluchttypen. Bei Angst- und Streßsituationen dominiert bei ihnen das sympathische Nervensystem. Wichtige Körperfunktionen wie Herzschlag, Atmung, Kreislauf werden aktiviert, um die Kampfbereitschaft die Bereitschaft, die Flucht zu ergreifen, zu unterstützen.

Der Vagotoniker

Beim Vagotoniker ist das Gleichgewicht in Richtung Parasympathikus (nervus vagus) verschoben. Er reagiert passiv, introvertiert, depressiv und mit passivem Muskelreflex. Er spannt unbewußt Nacken, Schultern, Arm- und Beinmuskeln an, geht eher in gebückter Haltung durchs Leben. Er bildet einen Muskelpanzer um seinen Schultergürtel aus.

Äußerlich ist diesen Menschen kaum eine Regung anzusehen, sie wirken oft betont ruhig und beherrscht. Ihre »inneren« Konflikte tragen sie durch parasympathische Reaktionen, beispielsweise Magen-Darm-Störungen, aus. Auch dieser Typ kann in akuten Situationen mit Kopfschmerzen und Konzentrationsstörungen (durch Blutdruckabfall, Blutleere im Kopf), Schwindelgefühl, Benommenheit und Müdigkeit oder Ohnmacht reagieren. Er versucht ständig, sich zu dämpfen, Entspannungstechniken (z. B. Autogenes Training) sollte er eher vermeiden bzw. individuell anpassen. Ein typischer Vagotoniker kann bei solchen Trainings unter Umständen noch lethargischer werden. Falls Sie zur Gruppe der Vagotoniker zählen, sollten Sie in ihrer Freizeit unbedingt aktivierende Tätigkeiten vorziehen (Aktivurlaub, Reiten, intensive Gartenarbeit), auch wenn dies Ihrer Grundeinstellung widerstrebt.

Beim vagotonischen Typ unter Streßbelastung finden wir Muskelverspannungen eher im Schulterbereich, die Spannungskopfschmerzen erzeugen können, Schwindelgefühl, Gleichgewichtsstörungen, Schulterschmerzen, Gedächtnisschwäche durch Unterversorgung des Gehirns, Magen- und Darmbeschwerden, niederen Blutdruck, Disposition zu Bronchialasthma. Vagotoniker neigen zudem zu Depressionen, Kollaps und Blasenerkrankungen.

Sie gehen relativ früh (wegen Müdigkeit oder Erschöpfung) zu Bett und sind besonders anfällig für Einschlafstörungen bei emotionaler Belastung und psychischem Streß. ›Grübeln‹ ist insgesamt ein Markenzeichen dieses Typs.

Die Vagotoniker sind Schrecktypen und neigen bei Angst zu einer Überaktivierung des parasympathischen Nervensystems. Das führt zu einer Deaktivierung von Herz- und Atemtätigkeit, Blutdruckabfall, Nachlassen der Muskelspannung, Harn- oder Stuhldrang. Wie gelähmt stehen Vagotoniker der Gefahr gegenüber, verlieren für die Zeit des Angstschocks die Kontrolle über den eigenen Körper, stellen sich sozusagen tot.

Die Einteilung in Sympathikotoniker und Vagotoniker ist nicht als absolut zu verstehen, sondern nur als vorherrschende Tendenz. Ein Vagotoniker kann unter bestimmten Umständen auch sympathikotonisch reagieren und umgekehrt. In der Praxis besteht jedoch eine deutliche Neigung in eine bestimmte Richtung. Im »normalen« Leben gibt es vor allem Mischformen mit verschiedenen, unterschiedlich ausgeprägten Reaktionen. Doch wird bei beiden Typenbeschreibungen deutlich, wie sich Menschen bei derselben Streßsituation unterschiedlich verhalten.

Zu welcher Gruppe man gehört, ist einerseits von der genetischen Veranlagung, andererseits von Erziehung und Umgebung abhängig. Diese Faktoren bringen eine sehr unterschiedliche Reaktionsbereitschaft mit sich.

Die heimlichen Schlafstörer

Es gibt viele äußere Faktoren, die den gesunden Schlaf negativ beeinflussen können. Im nachfolgenden wollen wir uns mit den häufigsten dieser meistens unsichtbaren und für viele nicht direkt wahrnehmbaren Störfaktoren beschäftigen.

Elektrosmog Schlafstörer Nr. 1?

Seit langem werden die möglichen Auswirkungen von künstlichen elektro-magnetischen Feldern wissenschaftlich diskutiert. Über 10 000 internationale Studien haben sich in den letzten zwei Jahrzehnten mit dem Elektrostreß auseinandergesetzt. Der Elektrosmog hat weltweit sprunghaft zugenommen. Insbesondere in der Kommunikationstechnik entstehen in Körpernähe hohe Expositionen. Obwohl die Risiko-Wissenschaft der Fortschritts-Wissenschaft etwa 20 Jahre ›nachhinkt‹, gibt es zunehmend Hinweise, daß diese Feldeinflüsse die körpereigenen elektrischen und magnetischen Potentiale stören können. Bereits in den 70er Jahren glaubte der Begründer der modernen Baubiologie, der Konstanzer Arzt Hubert Palm, daß die künstlichen elektrischen und magnetischen Felder die größten Schlafstörer sind. Diese Vermutung scheint sich immer mehr zu bestätigen. Das trifft im besonderen auf die ›gepulsten Felder‹ der digitalen Kommunikationstechnik zu. »Wir wissen sehr gut, daß gepulste Signale auf den Menschen stärker einwirken als ungepulste. Gepulste Mikrowellen greifen tief in biologische Prozesse ein«, konstatierte bereits 1970 Prof. Dr. Ross Adey von der Loma-Linda-Universität in Kalifornien. 15 Jahre später stellte sein Forscherkollege Prof. Dr. Dan Lyle fest: »Gepulste Wellen schädigen das Immunsystem und beeinflussen Neurotransmitterabläufe.«

Heute, über 30 Jahre später, hat sich die Situation drastisch verschärft und insbesondere Handys und Schnurlostelefone sind ins Kreuzfeuer der Kritik geraten. »Wir fanden bei zwei Drittel der Probanden nach dem Einschalten des Handys eine gesteigerte Aktivität im EEG«, erklärte 1997 Dr. Stefan Schulze, Klinikum Großhadern in München. Dies wurde auch von Prof. Dr. Alexander Borbely am Institut für Toxikologie der Universität Zürich 1999 bestätigt: »Veränderungen im EEG traten nach 15 Minuten Handy-Einschaltzeit auf. Im Schlaf-EEG gab es Verkürzungen der REM-Phase.«

Dr. Peter Achermann, Leiter des Schlaflabors für Pharmakologie und Toxikologie an der Universität Zürich, hat Ende 2002 erstmals wissenschaftlich nachgewiesen, daß elektromagnetische Felder, die Handys beim Telefonieren erzeugen, die Hirnströme nachhaltig – bis in den Schlaf hinein – verändern. »Denkbar ist, daß die Handy-Mikrowellen Gehirnareale beeinflussen, die beim Schlaf eine Schalterrolle spielen«, erläutert Dr. Achermann.

Die neuesten Untersuchungen deuten darauf hin, daß elektromagnetische Felder die Produktion des für das Einschlafen notwendigen Hormons Melatonin hemmen können. Dieses von der Zirbeldrüse produzierte Neurohormon hat vermutlich eine größere Bedeutung für menschliche Gesundheit und Wohlbefinden als bisher angenommen. Seine zwei wichtigsten physiologischen Funktionen sind innere Zeitgeberaufgaben , die Beeinflussung des Tag-Nacht-Rhythmus und die Induzierung jahreszeitlicher Reaktionen auf die veränderte Tageslänge.

Reduzierungen des nächtlichen Melatoninanstiegs wurden bei Tieren zum Teil bereits bei Feldstärken ermittelt, denen Menschen im Alltag ausgesetzt sind. In einer Studie wurde nachgewiesen, daß mit dem Abfall der Melatoninkonzentration auch die Anzahl der Lymphozyten (infektionsbekämpfenden Zellen) im Blutkreislauf sinkt. Dies wäre ein deutlicher Hinweis auf die immunschwächende Wirkung von nächtlichem Elektrosmog.

Diesbezüglich ist natürlich die Summe aller Felder in bezug auf die Expositionszeiten relevant, das heißt, daß Elektrostreß auch tagsüber, zum Beispiel am Arbeitsplatz (PC, Leuchtstoffröhren, Außenbeeinflussungen durch Hochspannungsfreileitungen, Eisenbahnlinien, Trafostationen, Handy-Masten, Radaranlagen etc.), eine Rolle spielt.

Tragen Sie nachts auch keine Quarz-Armbanduhren. Diese Uhren arbeiten als Schwingungselement mit einem Quarz, und als Energiequelle ist eine Batterie notwendig. Der stabförmige Schwingungsquarz schwingt 32 768mal (!) in der Sekunde. Dadurch entstehen zwar feine, aber meßbare elektromagnetische Felder.

Schlaflos durch Schnurlostelefone?
›Home-Handys‹, also die Schnurlostelefone nach DECT-Technik (Digital Enhanced Cordless Telecommunications), entpuppen sich als permanente Strahlungsquellen im unmittelbaren Bereich der Schlafplätze. Diese Telefone strahlen selbst dann, wenn man nicht telefoniert. In Summation mit der Hauselektrik, den angeschlossenen Geräten, freien Kabeln und den möglichen Außenstörungen kommt eine aus biologischer Sicht viele zu hohe Strahlenbelastung zustande. Wie bereits erwähnt ist davon auszugehen, daß neben dem Hormonsystem vor allem auch das Nervensystem durch diese elektromagnetischen Felder negativ beeinflußt wird. Darunter leiden eindeutig die Schlafqualität und die allgemeine Gesundheit. Die von den Geräten ausgesendeten gepulsten Strahlen stehen zudem im Verdacht, Erbgutschäden und Krebs zu fördern. Deshalb sollte man, vor allem bei langanhaltenden Beschwerden und Schlafstörungen, unbedingt den Schlafplatz elektrobiologisch überprüfen lassen und falls notwendig entsprechende Optimierungsmaßnahmen treffen.

Elektrosmog und Magnetfeld-Mangel-Syndrom

Die Magnetische Energie ist die elementare Energie, von der das gesamte Leben des Organismus abhängt.

Prof. Werner Heisenberg,
Nobelpreisträger für Physik

Der menschliche Organismus reagiert auf eine Reihe von natürlichen Umweltsignalen im elektromagnetischen Spektrum. Die wichtigsten sind dabei das Erdmagnetfeld (Geomagnetisums), die Schumann-Frequenzen mit 7,83 Hertz (Schwingungen pro Sekunde) sowie die Solarfrequenzen (kosmische Mikrowellenstrahlung). Diese Felder sind mit einem sogenannten ›biologischen Ordnungsfaktor‹ ausgestattet und sind Taktgeber für die circadianen Rhythmen, also für unserer ›innere Uhr‹, so auch den Schlaf-Wach-Rhythmus. Unser gesamter Organismus ist ein fein abgestimmtes Netzwerk elektromagnetischer Felder und Kräfte, welche alle unsere Körperfunktionen regulieren und uns im unbedingt nötigen Gleichgewicht halten. Heute weiß man beispielsweise, daß Magnetfelder den Sauerstofftransport des Blutes erhöhen und den Ionenfluß steuern, der dafür sorgt, daß Nährstoffe in die Zelle gelangen und Schlacken abtransportiert werden. Man kann sich leicht vorstellen, was geschieht, wenn eine Zelle nicht mehr richtig ernährt wird: sie verhungert langsam. Und wenn die Schlacken nicht mehr vollständig aus der Zelle abtransportiert werden, erstickt sie schließlich an ihrem eigenen Müll. Magnetfelder sorgen also dafür, daß die Zelle lebendig ist. Diese natürlichen Felder werden jedoch durch den Elektrosmog überlagert und verzerrt.

Zusätzlich befindet sich das globale Erdmagnetfeld in einer Abbauphase. Mehrere Forscherteams stimmen überein, daß die Intensität des Geomagnetismus in den letzten 500 Jahren um ca. 50 Prozent nachgelassen hat und weiter nachlassen wird.

Außerdem leben und arbeiten wir meist in abgeschirmten massiven Gebäuden, fahren im Auto oder in der U-Bahn und können unseren Körper so nicht ausreichend mit natürlichem Magnetismus versorgen. Dies trifft auch auf unseren Schlafplatz zu, der je nach Bauweise von Haus und Wohnung zu mehr oder weniger Abschirmung führt. Darüber hinaus können magnetisierbare Metalle (z. B. Stahlbeton, Heizkörper, Wasserleitungsrohre) im Schlafumfeld und direkt in der Liegefläche (z. B. Federkernmatratzen) das Erdmagnetfeld stören.

Das MFD-Syndrom (Magnetic-Field-Deficiency-Syndrom), was übersetzt soviel wie Magnetfeld-Mangel-Syndrom bedeutet, könnte nach zahlreichen wissenschaftlichen Studien einen großen Einfluß auf den Schlaf und die Störungen des Schlafes haben. Einer der wissenschaftlichen Pioniere dieser Forschungen ist Prof. Dr. Kyoichi Nagakawa von der Isuzu-Universität in Tokio. Er konnte in klinischen Doppelblindstudien nachweisen, daß ein Magnetfeld-Mangel-Syndrom existiert. Es wird durch die Magnetfeldabnahme einerseits und unseren Aufenthalt in vorwiegend geschlossenen Räumen verursacht. Die häufigsten Symptome dieses Magnetfeld-Mangel-Syndroms sind Schlaflosigkeit, Energiemangel, Erschöpfung, chronische Schmerzzustände, Nackensteifheit, Kopfschmerzen, Schwindel u. v. a. Männliche Probanden in einem Raum mit stark abgeschwächtem Erdmagnetfeld zeigten nach zehn Tagen bereits eine deutliche Abnahme der Leistungsfähigkeit des Zentralnervensystems. Auch in den USA wurden von der Weltraumbehörde NASA Studien über den Zusammenhang zwischen Weltraumkrankheit und Magnetismus-Mangel durchgeführt. Bei den Astronauten war es anfänglich zu massiven Gesundheitsstörungen, u. a. zu schweren Muskelkrämpfen und einem Knochenkalziumverlust von bis zu 80 Prozent, gekommen. Daraufhin wurden Lösungsansätze gesucht, die schließlich in einer Zuführung von biologisch relevanten, pulsierenden oder statischen Magnetfeldern gefunden wurde.

In Japan, dem Vorreiter dieser Magnet-Anwendungen, verwendet inzwischen jeder achte Haushalt stromlose Dauermagnet-Produkte. Unter anderem stellte der Entdecker des Magnetfeld-Mangel-Syndroms in einem Feldversuch mit über 11 000 Personen fest, daß Menschen, die dauerhaft mit niedrigen Magnet-Feldern umgeben waren, viele Symptome und Beschwerden, darunter auch Formen von Schlafstörungen, bereits nach Magnet-Anwendungen von wenigen Tagen zu etwa 90 Prozent drastisch verbessern konnten.

Diese Zusammenhänge deuten darauf hin, daß das natürliche Erdmagnetfeld einen ›biologischen Einflußfaktor‹ darstellt, der auch als Taktgeber von natürlichen Rhythmen eine Rolle spielt. Es könnte somit dem Erdmagnetfeld eine ähnliche Bedeutung wie dem natürlichen Tages- und Sonnenlicht beigemessen werden. Durch die konstante Abnahme dieser natürlichen Felder und die zusätzliche Abschirmung im Wohn-, Arbeits- und vor allem Schlafbereich sowie die Überlagerung durch technisch-physikalische Energiefelder (Elektrosmog) kommt es zum Magnetfeld-Mangel-Syndrom. Dies wirkt sich entweder primär oder sekundär auf den Schlaf und seine Qualität aus.

Lichtreize

Die biologische Uhr des Menschen ist viel empfindlicher, als bisher angenommen wurde. Licht beeinflußt über unsere Augen die täglichen Körperrhythmen. Dabei spielt das Hormon Melatonin – welches von der Zirbeldrüse durch einen Dunkelreiz ausgeschüttet wird – eine entscheidende Rolle. Wissenschaftler des Jefferson-Medical-College haben 2001 einen fünften »Photorezeptor« im menschlichen Auge gefunden, der die Melatoninproduktion direkt steuert. Eine vom Auge aufgenommene Wellenlänge von blauem Licht im Bereich von 446–447 Nanometer beeinflußt den Melatoningehalt im Blut, indem sie die Produktion des Hormons komplett unterbricht. Ein Anstieg des Hormons im Blut bewirkt Müdigkeit und läßt die allgemeine Konzentrationsfähigkeit absinken. Licht mit Wellenlängen im roten Bereich regt die Melatoninproduktion an.

Verschiedene Forschungsergebnisse haben gezeigt, daß nicht nur starke Lichtreize die biologische Uhr aus dem Takt bringen, sondern bereits eine schwache Innenraumbeleuchtung wie zum Beispiel von einer Nachttischlampe. Dieses unbewußte Lichtsignal genügt, um den Körperzyklus deutlich zu verschieben. Diese Ergebnisse könnten möglicherweise eine große Bedeutung für die Erforschung von Schlafstörungen haben.

Mond

Schon unsere Vorfahren erkannten durch jahrtausendelange Beobachtung des Mondes, daß er mit Phänomenen wie Ebbe und Flut, Gesundheit und Krankheit, dem Verhalten von Menschen, Tieren und Pflanzen zu tun haben und auch den Schlaf beeinflussen könnte.

Seit Urgedenken werden insbesondere dem Vollmond magische Kräfte nachgesagt. Er wird in Verbindung gebracht mit Fortpflanzung, Geburtsraten, psychiatrischen Krankheiten, Katastrophen, Selbstmorden, Epilepsie, Alkoholkonsum und natürlich mit Schlafstörungen jeglicher Art, allen voran dem Schlafwandeln.

Es gibt keine wissenschaftlich fundierten Hinweise auf meßbare Auswirkungen des Mondes auf unser Schlafverhalten oder unsere Hirnstromaktivität. Das Phänomen des erschwerten Ein- und Durchschlafens oder vermehrter nächtlicher Unruhe bei Vollmond tritt aber trotzdem so häufig auf, daß es dafür eine Ursache geben muß. Nach gegenwärtiger Auffassung resultieren die Probleme am ehesten aus elektromagnetischen Effekten sowie der vergleichsweise großen Helligkeit. Verglichen mit dem Halbmond, sind die drei Nächte um Vollmond zwölfmal so hell – man könnte sogar noch lesen.

Wie wir wissen, spielt Licht eine herausragende Rolle als äußerer »Zeitgeber« unserer biologischen Inneren Uhr. Der Wechsel von Hell und Dunkel trägt wesentlich zum alltäglichen circadianen Rhythmus unseres Schlaf-Wach-Verhaltens bei. Zumindest in »Vollmond- erhellten« Schlafzimmern kann der Lichteffekt zum verzögerten Einschlafen führen und so manchen Schläfer mit verlängerter Wachheit peinigen.

Andere plausible Verbindungen zwischen Vollmondnächten und Schlafstörungen sind momentan (noch) nicht erkennbar. Der Mond als Masse ist ja immer vorhanden, egal, ob von der Sonne ganz angestrahlt oder nur teilweise. Es ändern sich zwar die Anziehungskräfte, was an den Gezeiten Ebbe und Flut sichtbar wird. Inwiefern das jedoch Einfluß auf das menschliche Befinden hat, bleibt zunächst ungeklärt.

Wetter und Klima

Ein weiterer Faktor, der uns am schlafen hindert, ist das Wetter. Es gibt immer mehr Leute, die »wetterfühlig« sind, vor allem ältere Menschen. Es gibt zwar in der wissenschaftlichen Forschung noch zuwenig Informationen über die genauen Zusammenhänge zwischen Witterung und Schlaf, aber dennoch läßt sich unterscheiden zwischen kurzfristigen, mittelfristigen und langfristigen Beeinflussungen durch das Wetter. Kurzfristige Beeinflussungen entstehen zum Beispiel durch Gewitter. Zu den größten Schlafstörern zählt der Wechsel von kühler zu schwüler Witterung. Weiters ist bekannt, daß wir im Sommer deutlich besser schlafen als im Winter.

Wohngifte

Umweltmediziner und Baubiologen sprechen zunehmend vom gesundheitlichen Einfluß der Wohngifte, die von Bau- und Einrichtungsmaterialen ausgehen. Diese luftlöslichen Giftstoffe können selbst bei geringen Konzentrationen über die Atemluft Gesundheit und Schlaf stören. Aber auch eine Reizung der Atemwege oder der Haut ist möglich. Ins Gerede gekommen ist dabei u. a. Formaldehyd, aber es gibt auch andere luftlösliche Giftstoffe in unserem Schlafumfeld. Wie Labor- und Praxisversuche des eco-Umweltlabors in Köln belegen, senkt unbehandelte Schafschurwolle innerhalb weniger Stunden selbst hohe Schadstoffkonzentrationen um über 80 Prozent. Neben Formaldehyd bauen die Fasern, die zu rund 90 Prozent aus speziellen Eiweißen bestehen, eine Reihe weiterer Wohngifte ab wie Ozon, Stickoxide und Schwefeldioxid. Selbst Tabakrauch und unangenehme Geruchsstoffe werden teilweise neutralisiert.

Biostörzone

Störungen des natürlichen Erdmagnetfeldes können auch aus unterirdischen Wasserläufen und Gesteinsbrüchen resultieren. Solche Einflüsse können bei sensiblen Menschen zu Schlafstörungen führen. Insbesondere die Kombination von technisch-physikalischen Feldern (Elektrosmog) und Biostörzonen vermag bei Langzeiteinflüssen Schlaf und Gesundheit empfindlich zu stören.

Bereits auf die Gefahr hin, daß technisch-physikalische oder chemische Einflüsse unsere Gesundheit stören oder negativ beeinflussen könnten, sind diese zu vermeiden oder auszuschalten. Diesbezüglich helfen Umweltmediziner, Bau- und Elektrobiologen weiter.

Der Sinn der Schlafstörung

Jeder ist wie ein Mond und hat eine dunkle Seite, die er niemandem zeigt.
MARK TWAIN

Die Tiefenpsychologie hat sich sehr ausführlich mit der Polarität von Wachheit und Schlaf beschäftigt. Sigmund Freud hat die These entwickelt, daß der Organismus zur »Spannungslosigkeit« tendiert; dieser Zustand wird allerdings durch Triebbedürfnisse gestört. Nach Freud ist der Schlaf am besten gewährleistet, wenn kein Triebbedürfnis mehr vorhanden ist. In diesem Sinne können Schlafstörungen als Hinweis auf »unerledigte Bedürfnisse« gedeutet werden. Erst die »Triebabfuhr« würde das Einschlafen ermöglichen.

Gerade bei Schlafstörungen muß die Frage gestellt werden, was das für einen Sinn hat, was der Patient mit ihr erreicht. Wer schlecht schläft, ist am nächsten Tag auf jeden Fall müde, das Bewußtsein ist getrübt. Damit kann er bestimmten Aufgaben und Herausforderungen des Lebens ausweichen, sich aus der Verantwortung schleichen. Ist jemand hingegen trotz des gestörten Schlafes in der Lage, die Aufgaben zu lösen, kann er sich entsprechend loben lassen.

Es ist daher unter Umständen hilfreich, den »positiven Schatten der Schlaflosigkeit« zu ergründen, sich diese Zusammenhänge bewußt zu machen und therapeutisch zu nutzen.

4. Formen der Schlafstörungen

Schlafstörungen lassen sich nach der Art und Weise, wie sie sich äußern (Symptomatik), als auch nach ihren Ursachen beschreiben. Schlafexperten unterscheiden derzeit über 80 verschiedene Formen und Ursachen.

Am häufigsten treten die folgenden Formen von Schlafstörungen auf:

Ein- oder Durchschlafstörungen (Insomnien)

Typisch hierfür sind Klagen über Einschlafschwierigkeiten, häufiges Erwachen in der Nacht, Wiedereinschlafschwierigkeiten, zu frühes Erwachen am Morgen, das Gefühl, »nicht richtig tief zu schlafen«, Klagen über unerholsamen und mangelnden Schlaf.

Bei diesen Schlafstörungen können grob folgende Ursachen unterschieden werden:

Körperliche oder psychische Erkrankungen, Umwelteinflüsse (Lärm, Elektrosmog, Lichtreize etc.), Medikamente, Drogen, Streß und psychische Belastungen, Verhaltensgewohnheiten, genetische Einflüsse. In den allermeisten Fällen liegen – gerade bei chronischen Schlafstörungen – mehrere Ursachen vor.

Störungen mit vermehrter Tagesschläfrigkeit (Hypersomnien)

Typisch hierfür sind die Schwierigkeit, tagsüber wach zu bleiben, ungewolltes Einschlafen oder Einnicken am Tage, das Gefühl, trotz ausreichender Schlafdauer permanent schläfrig zu sein. Häufig, aber nicht immer, verbunden mit Schnarchen in der Nacht.

In der Schlafmedizin wird aus gutem Grund zwischen Schläfrigkeit und Müdigkeit unterschieden: Patienten mit Ein- und Durchschlafproblemen klagen nämlich selbstverständlich darüber, daß sie tagsüber müde seien – können aber häufig dennoch auch am Tage nicht schlafen. Schläfrigkeit meint hingegen die tatsächliche Fähigkeit, am Tage einzuschlafen, bzw. die Unfähigkeit, tagsüber wach zu bleiben. Von einer vermehrten Tagesschläfrigkeit spricht man also, wenn der Patient Probleme hat, sich tagsüber wach zu halten. Insbesondere in langweiligen, monotonen Situationen (z. B. beim Autofahren über längere Strecken oder beim Fernsehen) kann es dann zu einem ungewollten Einschlafen kommen.

Ein Zuviel an Tagesschläfrigkeit kann unterschiedliche Ursachen haben. Die wichtigsten Krankheiten, die dieser Schläfrigkeit zugrunde liegen können, sind:

- Störungen der Atmung im Schlaf (insbesondere Schlafapnoe)
- Narkolepsie (anfallartig auftretender Schlafdrang)
- Periodische Bewegungen der Gliedmaßen

Störungen des Schlaf-Wach-Rhythmus

Typisch hierfür sind Probleme, zur »normalen« Zeit schlafen zu können. Statt dessen gehen die Betroffenen wesentlich früher oder später zu Bett, haben dann aber in der Regel keine Schlafprobleme.

In anderen Fällen ist überhaupt kein vorhersagbarer Schlaf-Wach-Rhythmus auszumachen. Häufig als vorübergehendes Problem nach Fernreisen (Jetlag).

Bei diesen Schlafstörungen handelt es sich in erster Linie um Schlafprobleme, denen eine Störung des biologischen Schlaf-Wach-Rhythmus selbst oder eine Diskrepanz zwischen innerer Uhr und äußerer Zeit der Umwelt zugrunde liegt.

In den meisten Fällen kann der Betroffene schlafen, aber nicht zu den »normalen« Zeiten, die in unserer Gesellschaft für das Schlafen vorgesehen sind. So gelingt es z. B. extremen Nachtmenschen häufig nicht, vor 24 Uhr einzuschlafen – sie haben dann entsprechend Probleme, zur »normalen Zeit« aufzustehen. Extreme Morgenmenschen haben umgekehrt das Problem, daß sie häufig schon sehr früh am Abend – z. B. um 20 oder 21 Uhr – so müde sind, daß sie dann zu Bett gehen und einschlafen können, sie werden aber entsprechend früh – z. B. um 4 Uhr – wach und finden keinen Schlaf mehr.

Während des Schlafens auftretende Störungen oder Auffälligkeiten (Parasomnien)

Hierzu zählen Auffälligkeiten im Schlaf wie Schlafwandeln, Sprechen im Schlaf, Zähneknirschen und anderes. Bei den Parasomnien handelt es sich um Störungen, die aus dem Schlaf heraus, d. h. beim Erwachen oder teilweise Erwachen, auftreten. Die Parasomnien werden in vier Gruppen eingeteilt:

- Aufwachstörungen (Schlaftrunkenheit, Schlafwandeln, Erwachen mit Schrei)
- Störung des Schlaf-Wach-Überganges (Schlafstörungen durch

rhythmische Bewegungen, Einschlafzuckungen, Sprechen im Schlaf, nächtliche Wadenkrämpfe)
- REM-Schlaf-Parasomnien (Alpträume, Schlaflähmung, schmerzhafte Erektionen im Schlaf)
- Andere Parasomnien (Zähneknirschen im Schlaf, nächtliches Bettnässen, plötzlicher Kindestod)

Häufig muß man außerdem zwischen den Ursachen unterscheiden, die eine Schlafstörung ausgelöst haben, und den Ursachen, die im Laufe der Zeit hinzugekommen sind. Nicht selten spielen die auslösenden Ursachen keine Rolle mehr. Die Schlafstörung hat sich quasi »verselbständigt«. Eine gründliche, ärztliche Diagnostik ist daher unumgänglich!

Spezifische Schlafprobleme bei Frauen

In der Forschung wurde das Thema spezifisch weiblicher Schlafprobleme über lange Zeit vernachlässigt; viele Ärzte nahmen die Beschwerden von Frauen über schlechten Schlaf nicht ernst. Erst neueste Studien zeigen ein wachsendes Interesse am Schlaf von Frauen und an ihren sich im Laufe des Lebens wandelnden Schlafmustern, -bedürfnissen und -problemen. Diese Untersuchungen haben ergeben, daß die Häufigkeit von Ein- und Durchschlafschwierigkeiten bei Frauen doppelt so hoch ist wie bei Männern.

Die Qualität des Schlafes wirkt sich auf die gesamte Lebensqualität aus. Im allgemeinen haben junge Frauen einen gesunden Schlaf und neigen weniger zu Schlafstörungen als ältere Frauen. Schlafstörungen bei jungen Frauen stehen meistens im Zusammenhang mit der Menstruation oder einer Schwanger- bzw. Mutterschaft. Allerdings schlafen in unserer schnelllebigen Zeit auch viele Frauen zu wenig und ignorieren die Anzeichen von Erschöpfung, Tagesschläfrigkeit und anderen Auswirkungen unzureichenden Schlafes.

Die physischen und hormonellen Veränderungen, die Frauen im Alterungsprozeß erfahren, wirken sich auf die Schlafqualität aus. Ältere Frauen schlafen nicht mehr so tief und wachen nachts häufiger auf. Physische Faktoren – wie z.B. Arthritis, Atmungsbeschwerden oder Hitzewallungen – können sich ebenfalls störend auf den Schlaf auswirken. Aber auch emotionale Faktoren wie Streß, Depressionen und Angstgefühle beeinträchtigen die Schlafqualität von Frauen.

Menstruation

Die verschiedenen Phasen des monatlichen Zyklus wirken sich auf das Schlafmuster von Frauen aus. In der prämenstruellen Phase haben manche einen insgesamt unruhigeren Schlaf. Sie wachen nachts öfter auf und träumen häufiger und intensiver. Andere Frauen klagen dagegen über unmäßige Tagesmüdigkeit sowie Erschöpfungszustände und haben ein generell erhöhtes Schlafbedürfnis.

Der veränderte Schlaf geht mit anderen prämenstruellen Anzeichen – wie Bauchkrämpfen, Gereiztheit, plötzlichen und heftigen Hungergefühlen sowie Gefühlsschwankungen – einher. Im allgemeinen treten Schlafprobleme zu Beginn der Menstruation auf und klingen danach wieder ab. Bei manchen Frauen kommt es aber auch zu länger anhaltenden Schlafstörungen bis hin zu chronischer Schlaflosigkeit.

Bei menstruell bedingten Schlafstörungen sollten Frauen auf ausreichenden Schlaf achten, einen regelmäßigen Schlaf-Wach-Rhythmus einhalten, sich gesund ernähren und Streß so weit wie möglich meiden. Wenn Schlafprobleme die Funktionstüchtigkeit am Tage beeinträchtigen, sollte medizinischer Rat gesucht werden.

Schwangerschaft und Mutterschaft

Zu Beginn der Schwangerschaft nimmt das Schlafbedürfnis bei den meisten Frauen zu. Sie fühlen sich tagsüber müde und schlafen nachts länger als gewöhnlich. Das erhöhte Schlafbedürfnis steht vermutlich mit dem Hormon Progesteron in Zusammenhang, das während der Schwangerschaft vermehrt gebildet wird. In späteren Phasen der Schwangerschaft – vor allem in den letzten drei Monaten – haben viele Frauen einen besonders schlechten Schlaf. Wie Studien belegen, nimmt der Tiefschlaf ab und die Tendenz zum nächtlichen Erwachen gleichzeitig zu. Einigen Frauen bereitet es auch Schwierigkeiten, in bestimmten Positionen zu schlafen. Insgesamt nimmt die Erholsamkeit des Schlafes im Verhältnis zu der tatsächlichen Schlafzeit im zweiten Drittel der Schwangerschaft ab und verschlechtert sich im letzten Drittel nochmals deutlich.

Außerdem kann der Schlaf in der letzten Phase der Schwangerschaft durch Wadenkrämpfe, Rückenschmerzen, Sodbrennen, Bewegungen des Kindes im Bauch, allgemeines Unwohlsein oder erhöhten Harndrang gestört werden.

Nach der Geburt des Kindes schließt sich sofort neuer Streß an, der sich aus der Versorgung des Babys ergibt. Der Schlaf der Mutter wird permanent gestört, weil das Baby nachts häufig aufwacht und gestillt oder gefüttert werden muß.

Während der Schwangerschaft sollten Frauen auf ausreichenden Schlaf und einen regelmäßigen Schlaf-Wach-Rhythmus achten sowie nach Möglichkeit jeglichen Streß vermeiden. Übungen zur Muskelentspannung wirken schlaffördernd und lindern gleichzeitig schwangerschaftsbedingte Beschwerden. Sodbrennen läßt sich durch eine ausgewogene Ernährung vermeiden. Auch sollte man drei Stunden vor dem Schlafengehen keine schweren oder scharfen Mahlzeiten zu sich nehmen. Ausreichender Schlaf nach der Entbindung ist eine wichtige Voraussetzung, um die neuen Anforderungen zu bewältigen.

Die Menopause

Manche Veränderungen des Schlafes sind nicht geschlechtsspezifisch, sondern altersbedingt. So verkürzen sich beispielsweise im Laufe des Alters die Phasen des Tiefschlafes. Gleichzeitig nimmt die Schlaftiefe ab und die Tendenz zum nächtlichen Erwachen zu.

In den Wechseljahren treten bei Frauen allerdings vermehrt Schlafstörungen auf. Veränderungen bei der Bildung von Geschlechtshormonen wirken sich dabei direkt auf den Schlaf aus und beeinflussen zudem andere wichtige Hormone, die mit dem Schlaf in Zusammenhang stehen. Die Abnahme von Östrogen bewirkt Hitzewallungen und nächtliches Schwitzen. Viele Frauen wachen nachts erhitzt, schweißgebadet und mit rasendem Herzschlag sowie quälenden Angstgefühlen auf. Hitzewallungen dauern zwar nur einige Minuten an, treten aber bei manchen Frauen nachts so gehäuft auf, daß ihr Schlaf ständig unterbrochen wird. Dies kann zu Tagesmüdigkeit, Reizbarkeit und Depressionen führen.

Folgende Maßnahmen helfen bei Schlafstörungen im Zusammenhang mit Hitzewallungen:

- Regulieren Sie die Temperatur im Schlafzimmer. Benutzen sie Bettwäsche aus dünnem Stoff – am besten aus Baumwolle –, der sich angenehm auf der Haut trägt.
- Verzichten Sie auf koffeinhaltige Getränke, Zucker und Alkohol. Achten Sie bei der Ernährung auf Nahrungsmittel, die viel Vitamin E enthalten, oder nehmen sie entsprechende Vitaminpräparate zu sich.
- Wenn starke Hitzewallungen zu gravierendem Schlafmangel führen, kann eine Behandlung mit natürlichen Hormonpräparaten weiterhelfen. Erkundigen Sie sich bei Ihrem Hausarzt nach entsprechenden Behandlungsmethoden.

Nach der Menopause

In den Jahren nach der Menopause wird der Schlaf zunehmend leichter und fragmentierter. Es wird immer schwieriger, nachts mehrere Stunden ohne Unterbrechung zu schlafen und tagsüber mehrere Stunden wach zu bleiben. Dies führt bei manchen Frauen zu erhöhter Tagesmüdigkeit. Physische Faktoren wie Arthritis, chronische Lungenerkrankungen, Sodbrennen, Schmerzen, erhöhter Harndrang und die Einnahme von Medikamenten können den Schlaf ebenfalls beeinträchtigen.

Manche Schlafstörungen treten in den Jahren nach der Menopause mit größerer Häufigkeit auf. Hierzu zählen z. B. schlafbezogene Atmungsstörungen, die bei jungen Frauen äußerst selten, nach der Menopause dagegen häufiger vorkommen. Vermutlich besteht hier ein Zusammenhang mit der Abnahme des Hormons Östrogen, da auch junge Frauen, die bei operativen Eingriffen vorzeitig in die Menopause versetzt werden, ein erhöhtes Risiko für schlafbezogene Atmungsstörungen aufweisen. Weitere Risikofaktoren sind Übergewicht und mangelnde körperliche Betätigung. Auffällige Anzeichen für schlafbezogene Atmungsstörungen sind lautes Schnarchen und ausgeprägte Tagesschläfrigkeit.

Wenn große Sorgen und Probleme zu Schlaflosigkeit führen, kann die Ursache gewöhnlich klar zugeordnet werden. Daß aber auch kleine Probleme zu Spannungen führen können, die sich in Schlaflosigkeit niederschlagen, wird selten erkannt.

Bei Beachtung folgender Verhaltensregeln läßt sich die Schlafqualität während und nach der Menopause verbessern:

- Sorgen Sie für ein angenehmes Raumklima im Schlafzimmer. Die Temperatur sollte nicht zu hoch sein, und störende Geräusche sollten nach Möglichkeit reduziert werden.
- Gehen Sie jeden Tag zur selben Zeit schlafen, und stehen Sie immer zur selben Zeit auf.

- Bleiben Sie morgens nicht im Bett liegen, um Schlafdefizite zu kompensieren.
- Stehen Sie früh auf, und halten Sie sich an einen strukturierten Tagesablauf.
- Halten Sie regelmäßig einen kurzen Nachmittagsschlaf, falls Sie das Bedürfnis dazu verspüren.
- Nehmen Sie keine fetten und scharf gewürzten Speisen zu sich, um Verdauungsstörungen und Sodbrennen zu vermeiden.
- Wenden Sie sich an einen Arzt, falls die Tagesmüdigkeit trotz Beachtung dieser Verhaltensregeln nicht nachläßt.

Depressionen

Schlaflosigkeit zählt in allen Altersgruppen zu den häufigsten Symptomen von Depressionen. Frauen mit Depressionen neigen zwar zum schnellen Einschlafen, wachen aber nachts häufig auf und können anschließend nicht mehr schlafen. Die Schlaflosigkeit läßt sich als Ursache für Depressionen deuten, umgekehrt können aber auch Depressionen die Schlaflosigkeit hervorrufen, die sich nur beseitigen läßt, wenn die hierfür ursächlichen Depressionen psychotherapeutisch behandelt werden (s. Anzeige S. 157).

Nächtlicher Eßzwang

Manche Frauen wachen nachts auf und können erst wieder einschlafen, nachdem sie etwas gegessen haben. Wenn andere medizinische Ursachen, wie z. B. ein Geschwür, ausgeschlossen sind, ist das Problem auf ein falsches Eßverhalten am Tage zurückzuführen.

Schlafbezogene Atmungsstörungen

Schnarchen

Schnarchen ist zu einer wahren Volkskrankheit geworden. Immerhin 60 Prozent der Männer über Vierzig schnarchen. Mit dem Problem hat man sich sehr oft befaßt, einige Forscher sogar ein ganzes Leben lang. Unzählige Gegenmittel, vom Nasenpflaster über die Nasenklemme bis zum speziellen Schlafanzug, werden deshalb auf dem ›Gesundheitsmarkt‹ angeboten – wirklich wirksame gibt es so gut wie keine. Eine auch medizinisch erprobte Lösung war bisher die Ventilationstherapie. Dabei wird in einer speziellen Atemmaske komprimierte Raumluft in die Nase des Schnarchers gepreßt. Dadurch wird die Sauerstoffzufuhr zwar optimiert, dauerhafte Befreiung vom eigentlichen Problem ist aber nicht zu erwarten. Auch werden seit längerem chirurgische Eingriffe angeboten, wo man versucht, das schlaffe Gewebe im Kiefer- und Rachenbereich zu straffen. Die Erfolge sind eher als mäßig einzustufen.

Die neuesten Untersuchungen belegen, daß die Hauptursache des Schnarchens tatsächlich im Erschlaffen der Muskulatur im Unterkiefer-Mundbodenbereich zu suchen ist. Dr. Peter Gibas, ein Spezialist für elektrische Muskelstimulation, hat sich mit diesem Thema intensiv auseinandergesetzt und ein kleines, batteriebetriebenes ›Anti-Schnarch-Gerät‹ entwickelt. Dieses elektronische Muskeltrainingsgerät scheint derzeit eine aussichtsreiche Methode, das Problem des Schnarchens zu beheben. Solche Hilfen sollten allerdings nur in Zusammenarbeit mit dem Arzt eingesetzt werden, der aufgrund von Kontrolluntersuchungen die tatsächliche Wirkung überprüfen kann.

Der Schnarchende soll im allgemeinen nicht geweckt werden. Es ist eher angebracht, zu versuchen, den schnarchenden Partner schneller tiefer schlafen zu lassen. Das kann man eher durch ein feines liebevolles Streicheln über den Hinterkopf und die Schulterblätter als mit dem Wecken erreichen (s. Anzeige S. 159).

Schlafapnoe

Im mittleren Lebensalter, besonders bei Männern, kommt es mitunter zu nächtlichen Atmungsstörungen, die nicht dem üblichen Schnarchen entsprechen. Beim Einschlafen und im REM-Schlaf können bei jedem Menschen Unterbrechungen der Atmung im Schlaf vorkommen. Das Auftreten wiederholter Unterbrechungen kann dann Bedeutung gewinnen, wenn es gehäuft und sehr intensiv in Erscheinung tritt.

Man spricht von einer als krankhaft zu wertenden Apnoe (anfallartige Atempausen), wenn die Atempausen mindestens zehn Sekunden andauern und durchschnittlich zehnmal pro Stunde vorkommen.

Die eigentliche Schlafapnoe ist relativ selten und wird häufig mit bekannten schlafbezogenen Atmungsstörungen verwechselt: mit dem sogenannten obstruktiven (mit gehemmter oder nur ganz kurz pausierender Atmung verbundenen) Schnarchen; mit anderen, meist harmlosen Formen der Atemunregelmäßigkeiten im Schlaf sowie mit Hypoventilationsphasen, in denen vorübergehend eine ganz falsche Atmung besteht. In jedem Falle sollte ein Arzt befragt werden, um wirklich ernste, krankhafte Störungen rechtzeitig zu erfassen und gegebenenfalls eine geeignete Therapie einleiten zu können.

Schon Kinder können am Schlafapnoe-Syndrom leiden, berichtet Dr. Gerhard Zwacka, Chefarzt des schlafmedizinischen Zentrums im Robert-Koch-Krankenhaus Apolda. Kinder mit dieser nur im Schlaflabor zuverlässig diagnostizierbaren nächtlichen Atemstörung neigen zu Verhaltensauffälligkeiten wie Hyperaktivität oder schweren Konzentrationsstörungen. Wie bei Erwachsenen drohen auch bei den Kindern organische Folgebeschwerden wie Kopfschmerzen und Bluthochdruck.

Wann ist ärztliche Hilfe nötig?

Gelegentliche Schlafstörungen, die bei allen Menschen hin und wieder auftreten können, erfordern keine medizinische Behandlung. Ernsthafte Schlafprobleme dagegen können Menschen jeden Alters in ihrer gesamten Funktionstüchtigkeit einschränken, das allgemeine Wohlempfinden stören und soziale Beziehungen belasten. In solchen Fällen ist es ratsam, einen Arzt zu konsultieren.

Dieser Ratgeber soll Ihnen helfen, normale und natürliche Veränderungen im Schlafverhalten von ernsthaften Schlafstörungen zu unterscheiden, die ärztliche Hilfe erfordern. Liegen ernsthafte Schlafstörungen vor, wird Sie Ihr Hausarzt an einen Experten überweisen. In einem schlafmedizinischen Zentrum kann der Schlaf per Monitorüberwachung evaluiert werden. Die Aufzeichnungen und Analysen ermöglichen es Ihrem Arzt, einen entsprechenden Behandlungsplan aufzustellen.

Zunehmend werden in Arzt- und Therapeutenpraxen ambulante Schlafanalysen angeboten. Dabei wird dem Patienten ein Kleingerät mit nach Hause gegeben und am nächsten Tag über den PC direkt in der Praxis ausgewertet. Eine einkanalige EEG-Ableitung ermittelt eine zuverlässige Schlafanalyse. Diese dient vor allem zur Vordiagnose von Schlafstörungen.

5. Elementare Voraussetzungen für den Schlaf

Unsere Wirbelsäule ist eine hochkomplizierte, flexible und stabile, gleichzeitig sensible Verbindung zwischen unserem Kopf und dem Becken, bildet also sozusagen eine Achse in unserem Körper. Zudem trägt sie unseren Kopf, schützt das Rückenmark und macht unsere Bewegungen erst möglich. Sie ist ein hochkompliziertes Wunderwerk der Natur.

Die Lebensenergien laufen über hunderttausende Nervenfasern in der Wirbelsäule zusammen und strömen von dort wieder in alle Körpersysteme – sie wird deshalb zurecht auch als ›Lebensbaum‹ des Menschen bezeichnet.

Anatomisch-orthopädisch richtig liegen und schlafen

Immerhin etwa 60 Stunden verbringen wir jede Woche in der Liegeposition. Das sind im Monat bereits 240 Stunden und im Jahr knapp 3000. Im Liegen kommt es zwar rein physikalisch zu einer anderen Druckverteilung als im Stehen und damit zu einer Entlastung der Wirbelsäule und der Muskeln. Voraussetzung ist allerdings, daß man auch eine entsprechende Schlafunterlage verwendet, welche dies unterstützt.

Die Anforderungen der Orthopäden und Therapeuten ist relativ einfach: Die Wirbelsäule muß im Liegen die gleiche Haltung einnehmen wie im Stehen. Dies ist nur möglich, wenn die Schlaf-

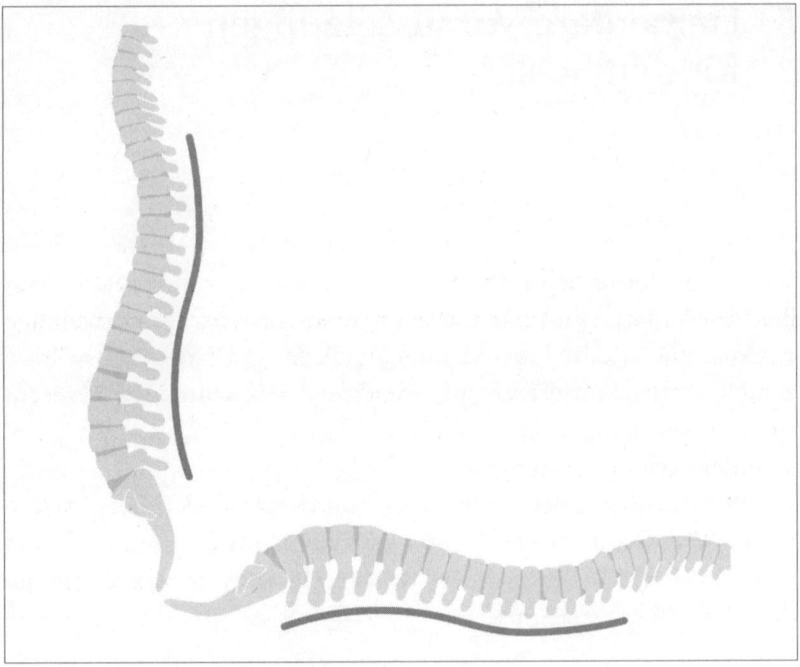

Die Anforderung der Orthopäden: Wie im Stehen so im Liegen

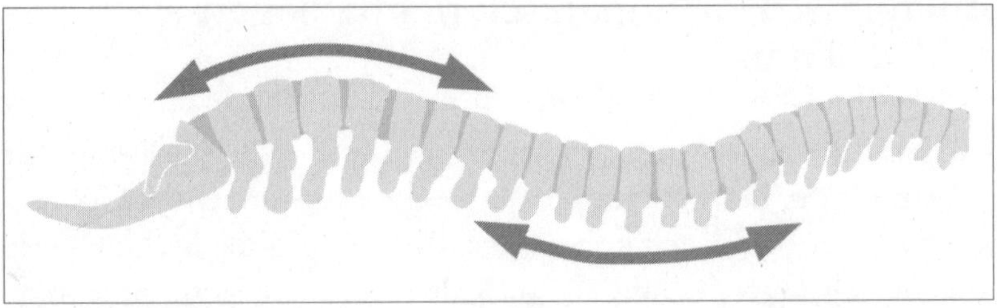

Besonders wichtig während des Liegens und Schlafens: die Langzeit-Traktion der Wirbelsegmente

unterlage sich durch einen flexiblen Lattenrost samt Matratze anpaßt.

Die Orthopädie des Liegens[1]

Die Schlafunterlage muß die orthopädisch richtige Lagerung der Wirbelsäule und der Gelenke gewährleisten. Nur so ist eine best-mögliche Regeneration der Wirbelsäule und vor allem der Bandscheiben während des Schlafens möglich. Der Körper verursacht je nach Körperzone einen unterschiedlichen Auflagedruck. Je nach Schwere sinkt der jeweilige Körperteil mehr oder weniger tief ein. Bei vielen Matratzen und Liegesystemen entsteht der notwendige Gegendruck lediglich durch die Materialbeschaffenheit. So muß der Druckausgleich durch die Muskulatur erfolgen. Dies führt zu zusätzlichen Verspannungen, was eine optimale Regeneration stark behindert. Ein anatomisch-orthopädisch gutes Liegesystem nimmt den vom Körper verursachten Auflagendruck auf und verteilt diesen optimal. Es wird ein aktiver Gegendruck erzeugt. Damit wird die notwendige Stützfunktion vor allem in der Lendenwirbelsäule erreicht. Verlangen Sie nach aktiven Schlafsystemen, die nicht nur nach unten wirken, sondern auch von unten nach oben.

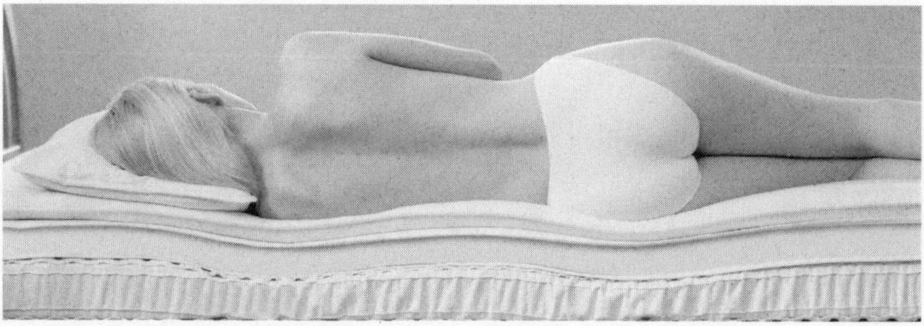

Der Druckausgleich sollte gewichtsunabhängig funktionieren

[1] Einen wesentlichen Beitrag zur ›Orthopädie des Liegens‹ hat der Schweizer Schlaf- und Rückenexperte Toni Hochreutener geleistet. Seine jahrzehntelangen Erfahrungen und bisherigen Publikationen finden in diesem Kapitel besondere Beachtung.

Die Schlafmediziner und Orthopäden betrachten heutzutage vermehrt den Lattenrost als wichtigstes Element eines Schlafsystems, nicht etwa, wie dies bisher die Lehrmeinung war, die Matratze. Besonders empfehlenswert sind doppelseitige Lattenroste, vorzugsweise freischwingende Lamellensysteme. Mit ihren oben und unten durchlaufenden Latten garantieren sie nämlich die gleichmäßige Druckverteilung je nach Körpergewichtsauflage auch für sich wölbende oder gekrümmte Körperteile, z. B. die Lordosen.

Entspricht ein Schlafsystem diesen Anforderungen, braucht es nur dünne und bewegliche Matratzenauflagen. Die auf den Lattenrost aufgelegten Latex- und Wollunterlagen sind so beschaffen, daß sie die Körperform nach unten weitergeben können. Dank der so entstehenden Punktelastizität können die Druckverhältnisse auf der Haut und in den aufliegenden Weichteilen der Gewebe und Gelenke ideal ausgeglichen werden.

Die gleichmäßige Verteilung des Gewichtes auf die ganze Körperauflagefläche gewährleistet eine Durchblutung auch der feinen Haargefässe bei längerer Liegezeit, etwa in Krankheitsfällen. Dekubitus-Schäden (Druckwunden als Folgen langen Liegens bei bettlägerigen, geschwächten Kranken) können durch solche Bettsysteme gemildert werden.

Wer auf einer druckausgleichenden Bettunterlage ruht, dreht sich weniger und schläft eher durch. Eine Matratze, welche der Wirbelgliederkette eine ihr nicht angemessene Form aufzwingt, kann die Wirbelgelenksflächen verschieben. Das ist Grund genug, dafür zu sorgen, daß die Schlafunterlage anatomisch-orthopädisch stimmt.

Das anatomisch-orthopädisch richtige Kopfkissen

Auch das Kopfkissen hat eine sehr wichtige Funktion und großen Einfluß auf die Schlafqualität. Gerade die Zone zwischen Kopf und

Halswirbelsäule, also der gesamte Nacken- und Halsbereich, muß optimal gelagert sein. Da die Wirbelsäule aus einem Stück besteht, führt eine Verkrümmung oder Verspannung der Halswirbelsäule durch ein falsches Kissen auch zu einer Beeinträchtigung im Brust- und Lendenwirbelbereich. Besonders Frauen leiden an Zervikalsyndromen wie Flimmerskotome der Augen, Hinterhauptschmerzen, Migräne, Halsmuskelverspannungen, Gleichgewichtsstörungen – dies meist nach einer von Schmerzen gepeinigten »Nachtruhe.

Dem Kissen als Stütze zur Erhaltung der natürlichen Wirbelsäulenlinie kommt deshalb größte Bedeutung zu: Es muß in Rücken-, Seiten- und Bauchlage den natürlichen Schwung der Hals-Wirbelsäule so unterstützen, daß keine Verschiebungen innerhalb der Wirbelsegmente, keine Muskel- und Gelenkkapselverspannungen die Schlafenden in ihrer Nachtruhe stören.

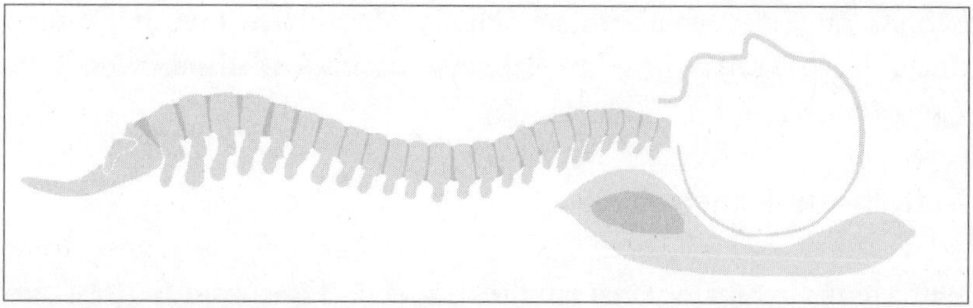

Die Auswahl des richtigen Kissens ist für die Regeneration der Halswirbelsäule und des Nacken-Kopfbereiches sehr wichtig.

Trocken-warmes Bettklima

Der Mensch verliert Nacht für Nacht bis zu einem Liter Flüssigkeit, manche sogar noch mehr. Diese Feuchtigkeit muß möglichst schnell vom Körper wegtransportiert werden, sonst kommt es zu Nässebildung und Schwitzen. Es sollte daher immer ein trocken-warmes Bettklima vorherrschen. Dafür ausschlaggebend sind die verwendeten Materialien für Lattenrost, Matratze, Matratzenauflagen, Zudecken und Kissen.

Natürliche Materialien

Naturbelassene Materialien sind synthetischen vorzuziehen, da diese die positiven Effekte eines guten Bettklimas fördern. Ein ausgezeichnetes und bewährtes Material für unser Wechselklima ist die Schafschurwolle. Sie nimmt ein Drittel ihres Eigengewichtes an Feuchtigkeit auf und wirkt zudem wärmeisolierend. Dies ist gut für Winter und Sommer. Natürliche Füllungen für Bettdecken mit Schafschurwolle und klimafreundliche Baumwollstoffe für Bettwäsche sind daher wichtige zusätzliche Komponenten für guten Schlaf. Zudem verhindern natürliche Materialien (außer Daunen und Federn!) unerwünschte elektrostatische Aufladungen.

Metallfreie Konstruktion

Der Mensch verbringt fast ein Drittel seines Lebens im Bett. In dieser Zeit laden wir unsere »Lebensbatterie« mit neuer Kraft auf. Deshalb sollte der Schlafbereich so weit wie möglich frei von jeglichen negativen Einflüssen sein. Metalle können das Strahlungsumfeld des Menschen während des Schlafs negativ beeinflussen und sollten daher weitgehendst vermieden werden.

Standort und Umfeld des Bettes sind wichtig

Neben einem geeigneten Schlafsystem kann auch der Standort des Bettes für den Schlaf und dessen Qualität von großer Bedeutung sein. Das Bett sollte nicht an einer schlecht isolierten Außenwand stehen, da man sonst direkt der Kälteabstrahlung ausgesetzt ist. Dasselbe gilt auch im Nahbereich von Fenstern. Während der Nacht hat der Körper zudem ein höheres Wärmebedürfnis, und man friert schneller als am Tag. Auch die Schlafrichtung hat laut Untersuchungen des Max-Planck-Institutes einen Einfluß. Forschungen haben ergeben, daß Menschen, die in Nord-Süd-Richtung (Kopf im Norden, Füße im Süden) liegen, rascher einschlafen und längere Traumphasen haben. Wichtig zu erwähnen ist, daß die Voraussetzung dafür ein ungestörtes Erdmagnetfeld ist. Bekanntlich wird dieses Feld durch ferromagnetische Materialien (z. B. Eisenheizkörper, Betonarmierungen) verzerrt. Im Schlafbereich wird das natürliche Erdmagnetfeld oft durch Federkernmatratzen, Federspringrahmen, Bettgestelle aus Eisen oder Eisenteile in der Bettkonstruktion gestört. Zudem koppeln diese Materialien an das elektrische Wechselfeld der Hausinstallation an und können so einen möglichen negativen Einfluß auf den Schläfer verstärken. Ob ein Schlafplatz ein intaktes Erdmagnetfeld hat, zeigt ein einfacher Test: Man nimmt einen Kompaß und zieht diesen langsam über die Schlafunterlage oder Matratze. Wenn die Kompaßnadel nicht von der ursprünglichen Richtung abweicht, ist das Erdmagnetfeld ungestört. So kann man auch problemlos die Nord-Süd-Richtung feststellen.

Wie bereits erwähnt ist der Schlafplatz auch im Hinblick auf andere Einflüsse (Elektrosmog, Bio-Störzonen etc.) zu überprüfen.

Anatomisch-orthopädisch und klimatisch richtiges Schlafen und Liegen bringt folglich viele Vorteile, insbesondere:

- vergrößertes Lungenvolumen
- leichteres Atmen
- mehr Atemluft
- richtige Position der Wirbelsäule
- reduzierten Druck auf die Bandscheiben
- reduzierten Druck auf Nervenfasern
- verbesserten Blutkreislauf durch optimales Bettklima
- reduzierten Druck auf die Halswirbel

Acht Bedingungen aus schlafmedizinischer Sicht

Aus schlafmedizinischer Sicht hat die Schlafunterlage auf die Regeneration einen großen Einfluß. Vor allem in den REM-Phasen erschlafft die Muskulatur, deshalb ist die aktive Stützfunktion eines Schlafsystems sehr wichtig.

- Ein ganzheitliches Schlafsystem funktioniert gewichtsunabhängig und entspricht den anatomisch-orthopädischen Anforderungen an das gesunde Liegen.

- Ein ganzheitliches Schlafsystem hat einen systematischen Schichten-Aufbau und ist gebaut wie der Mensch. Der freischwingende Lamellenrost entspricht dem Skelett und sorgt für Anpassung, Halt und Stützung. Die Matratze entspricht dem Muskel- und Fettgewebe und ist als Bindeschicht zum Lamellenrost zu verstehen. Matratzenauflage und Zudecke entsprechen der Haut und sorgen für die Klima-, Feuchtigkeits- und Wärmeregulation.

- Ein ganzheitliches Schlafsystem ist vorzugsweise aus natürlichen körperfreundlichen Rohstoffen gefertigt, deren Endprodukte jegliche negative Belastung des Schläfers ausschließen.

Also keine chemischen Belastungen und keine negativen elektrostatischen Aufladungen.

- Ein ganzheitliches Schlafsystem erzeugt durch die Verwendung von naturbelassenen, handwerklich verarbeiteten Bettwaren aus Materialien wie Baumwolle und Schafschurwolle als Füllmaterial ein trocken-warmes Bettklima.

- Ein ganzheitliches Schlafsystem ist durch den Schichtenaufbau konstant durchlüftbar, pflegeleicht und hygienisch.

- Ein ganzheitliches Schlafsystem ist metallfrei. Dadurch werden unerwünschte Verzerrungen des natürlichen Erdmagnetfeldes sowie eine Ankoppelung elektrischer und elektromagnetischer Felder vermieden.

- Ein ganzheitliches Schlafsystem verfügt über auf das System abgestimmte und medizinisch-orthopädisch getestete Kopfkissen.

- Ein ganzheitliches Schlafsystem sorgt durch entsprechende Zusatzprodukte für einen Schutz vor Elektrosmog und Gleichfeldstörungen (Bio-Störzonen). Gleichzeitig ist eine Aufladung des Körpers durch biologische relevante Magnetfelder während des Schlafs vorteilhaft.

Das richtige Bettsystem ist mit entscheidend für einen guten und erholsamen Schlaf. Umgekehrt kann jahrelanges orthopädisch falsches Liegen und Schlafen zu zusätzlichen Verspannungen, Rükken- und Wirbelsäulenproblemen führen. Eine ausreichende Regeneration während des Schlafes wird dadurch verhindert. Gerade für Menschen mit Rückenproblemen ist ein Schlafsystem wichtig, welches den orthopädischen und schlafmedizinischen Anforderungen entspricht. Zudem ist auch eine aktive Tages-Therapie im Sinne von Bewegungs- und Muskelstärkungs-Übungen sehr empfehlenswert. In der Praxis besonders bewährt haben sich Übungen an einer speziell vom Rücken- und Schlaftherapeuten Toni Hochreutener konzipierten Sprossenwand. Im Vordergrund steht dabei die gezielte Entlastung der Wirbelsäule durch Aushängen sowie die Stärkung der Rumpfmuskulatur durch ein Übungsprogramm. Dabei bringen zwei bis drei Übungen je à 20 Sekunden erstaunliche Therapieeffekte. In Kombination mit der orthopädisch richtigen Schlafunterlage können so auch hartnäckige Rücken- und Wirbelsäulenprobleme unterstützend erfolgreich therapiert werden.

6. Entspannungswege bei Streß

Gegen länger dauernden Streß hilft nur eines: die Ursachen aufspüren und nach Alternativen suchen. Wenn die Ursache für die Überbelastung gefunden wurde, gibt es grundsätzlich drei Möglichkeiten:

1. Die streßerzeugende Situation ändern oder lindern
2. Seine Einstellung zur streßerzeugenden Situation ändern
3. Auswege und Alternativen aus der belastenden Situation zu suchen

Diese Möglichkeiten sind von unseren inneren Glaubensmustern abhängig und werden über den Verstand (linke Gehirnhälfte) gesteuert, obwohl sie stark emotional verankert sind (rechte Gehirnhälfte).

Sicher ist in jedem Falle, daß Streß wirkt, ob uns dies bewußt ist oder nicht. Um die wichtigste innere Ursache von Schlafstörungen in den Griff zu bekommen, sollten Sie die Zusammenhänge zwischen Ihren Verhaltens- und Reaktionsebenen kennenlernen.

Die Verhaltens- und Reaktionsebenen

Um Streßwirkungen erfolgreich kompensieren zu können, muß man die spezifischen Reaktionsebenen kennen. Die Auswirkungen von Streßeinflüssen auf unseren Organismus spielen sich auf drei

Verhaltensebenen ab und werden als psychosomatische Reaktionen bezeichnet, also geistig-seelisch-körperliche Reaktionen.

Verhaltensebenen

Die Denk- und Wahrnehmungsebene
Dazu gehören alle Denk- und Wahrnehmungsprozesse und unser subjektives Auffassen und Erleben von Situationen. Dabei sind wir in der Lage, diese Erlebnisse zu beschreiben oder gefühlsmäßig auszudrücken.

Die physiologische Ebene
Diese Ebene umfaßt alle Reaktionen des vegetativen Nervensystems und der daran angeschlossenen Organe, insbesondere Herz, Verdauung und hormonelle Vorgänge. Diese Reaktionen sind zum Teil durch Blässe, Röte oder Schwitzen sichtbar. Andere Reaktionen wie Ansteigen oder Absinken des Blutdruckes, Erhöhung der Herzfrequenz etc. lassen sich durch spezielle Meßgeräte registrieren.

Die motorische Ebene
Dazu zählen alle Muskelkonzentrationen bzw. -bewegungen, die als Flucht- oder Angriffsbewegung gelten. Auch Veränderungen des gesamten Muskeltonus wie Zittern oder Lähmung gehören dazu.

Diese drei Verhaltensebenen haben aber keineswegs eine harmonische Beziehung zueinander. Ein spezifischer Reiz kann somit mit unterschiedlicher Wirkung auf der Denk- und Wahrnehmungsebene, der physiologischen Ebene oder der motorischen Ebene beantwortet werden.

Reaktionsmöglichkeiten

Für unser tägliches Leben ist von Bedeutung, daß die drei Funktionssysteme nicht nur teilweise unabhängig voneinander reagieren, sondern sich gegenseitig beeinflussen können.

Verdrängung
Jeder von uns kennt Methoden, um etwas nicht wahrnehmen zu müssen. So schützen wir uns vor angstauslösenden oder unangenehmen Situationen. Wenn jemand beispielsweise die Zornesfalten einer Person bewußt »übersieht«, so können mit diesem Reagieren dem Organismus gute Dienste geleistet werden. Der Organismus muß nämlich keine Energie zur Bewältigung dieser unangenehmen Inhalte aufwenden, das heißt, unser Herz braucht nicht schneller zu schlagen. So beeinflußt unser Denkprozeß die Physiologie und Motorik unseres Körpers.

Gesteigerte Wahrnehmung
Andererseits kann das wahrnehmbare starke und schnelle Herzklopfen unsere Aufmerksamkeit erregen sowie damit unsere subjektiv empfundene Angst erhöhen (Feedback-Schleife) und auch die physiologische Reaktion beeinflussen (z. B. durch noch stärkeren und schnelleren Herzschlag).

Verspannung
Die dritte Möglichkeit der Reaktionen unter den genannten Verhaltensebenen ist die Muskelanspannung. Auf unangenehme (aversive) Reize reagiert unser Organismus nämlich unter anderem mit einer Muskelanspannung. Auch dies kann über einen Rückkoppelungsmechanismus zu einer Erhöhung der Angstbereitschaft führen.

Die Mechanismen und deren Wechselwirkungen

Zusammenfassend gelangen wir zur Erkenntnis, daß das Erleben einer »unangenehmen« Situation – wie Streß, Angst und ähnliches – auf unseren Organismus immer folgende Auswirkungen hat:

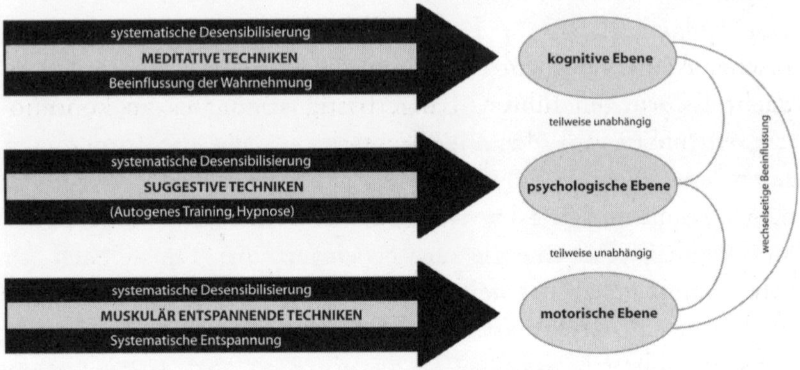

Die motorische Ebene
reagiert mit einer muskulären Anspannung, die vor allem alle willkürlichen Muskelbereiche (quergestreifte Muskulatur) betrifft, auch wenn wir das nicht wahrnehmen. Die Stärke dieser Muskelanspannung ist natürlich unterschiedlich und richtet sich je nach Auslöser auf bestimmte Körperregionen. Durch Langzeiteinfluß und zusätzlichen Bewegungsmangel, falsches Sitzen, Gehen, Schlafen etc. entsteht daraus die ›muskuläre Disbalance‹.

Die physiologische Ebene
reagiert mit einer allgemeinen körperlichen Erregung. Dies bedeutet, daß das vegetative Nervensystem und alle unsere daran angeschlossenen Organe (z.B. Kreislauf, Atmung, Magen, Schweißdrüsen) verstärkt tätig sind. Auch hier geschieht dies je nach Auslöser unterschiedlich stark und an bestimmten Stellen ganz deutlich (Magenschmerzen, feuchte Hände, Herzstolpern). Bei einer

Langzeitbelastung bemerken wir dies in unterschiedlichen Organbereichen stärker als in anderen. Durch längere Streßperioden kommt es zu einer ›vegetativen Disbalance‹.

Die Denk- und Wahrnehmungsebene
reagiert mit Gefühlempfindungen unterschiedlichster Art, wie z. B. Beklemmung, Unwohlsein, innere Unruhe, Abscheu bis hin zu panischer Angst. Dies kann insgesamt zu Konzentrations- und Gedächtnisstörungen führen. Längerfristig kommt es zu konditionierten (unbewußt erlernten) depressiven Gemütsschwankungen.

Somit ist die Wichtigkeit der psychischen Struktur bei der Entstehung der verschiedensten psychosomatischen Krankheiten wie Asthma, Herzbeschwerden, Kopfschmerzen, Allergien, sexuellen Störungen u. a. erkennbar. Das trifft in jedem Falle auch auf die meisten Schlafstörungen zu. Der menschliche Organismus ist ein unteilbar Ganzes – kompliziert, verletzlich und voller Wunder.

Ihre persönliches Streßprofil

Vielleicht können Sie aus den bisherigen Erkenntnissen schon ein wenig ableiten, wie »streßgeschädigt« Sie persönlich sind. Bevor Sie ein entsprechendes Selbsthilfe-Programm oder eine Therapie beginnen, ist es ratsam, eine Bestandsaufnahme Ihrer Verhaltens- und Reaktionsebenen und Ihrer persönlichen »vegetativen Skala« zu erstellen. Im Anhang finden Sie entsprechende Tests.

Progressive Muskelentspannung

Gerade in einer Krisensituation, wenn wir bereits psychosomatische Reaktionen zeigen, können wir am schnellsten auf unsere motorische Ebene Einfluß nehmen. Deshalb kommt einer systematischen Muskelentspannung größte Bedeutung zu.

Die »Progressive Muskelentspannungstherapie (Progressive Relaxation)«, ein von G. Jacobson an der Harvard-Universität entwickeltes Verfahren, kann zur »Entkrampfung« dienen. Es handelt sich um eine abgestufte, muskuläre Entspannungstechnik, die körperlich-funktionell orientiert ist und die psychischen Kräfte bewußt ausschaltet.

Die Technik besteht darin, daß sich der Übende den Spannungs- und Entspannungszustand seiner Muskeln nach und nach bewußt macht. Dazu wird zunächst nur eine einzige Muskelgruppe bis zum äußersten angespannt und anschließend allmählich völlig entspannt. Diese Übung wird mit der Zeit auf andere Muskelgruppen ausgedehnt. Die solcherart täglich geübte und später nur noch gedachte An- und Entspannung kann schließlich allgemeine Ruhegewohnheiten fördern, die automatisch beibehalten werden.

Die Übungsreihenfolge der progressiven Muskelentspannung sieht etwa so aus

(Übungen im Sitzen oder Liegen; Spannung und anschließende Entspannung):

- Augen schließen – zusammenkneifen – öffnen
- Mund schließen – Kiefermuskeln anspannen – entspannen
- Unterkiefer gegen Brust drücken – loslassen – entspannen
- Fäuste ballen – lösen und entspannen
- Arme beugen und Ellenbogen gegen Brust pressen – loslassen – entspannen
- Bauchpresse anspannen – entspannen
- Beckenboden anspannen (wie um den Stuhlgang anzuhalten)

und Knie mit den Händen zusammendrücken – loslassen – entspannen

- Fußspitzen gegen den Boden oder die Bettwand drücken – loslassen – entspannen

Der Übende soll lernen, die einzelnen Muskelgruppen kurz anzuspannen und dann zu entspannen. Diese muskuläre Entspannung zu erleben ist die eigentliche Zielsetzung der Übungen.

Neben dem Erleben solcher Entspannungsübungen und anderer Hilfsmaßnahmen kann der Patient aufgefordert werden, alles aufzuschreiben, was ihn ängstigt. Oben steht das, was am meisten Angst auslöst, falls dies bereits bewußt ist. Daneben wird eine »Kolonne« aufgeschrieben über das, was keine Angst auslöst. Unter dem Einfluß der Entspannung schwindet die Angst allmählich; man kann an die Situationen, die am Einschlafen hindern, immer weniger ängstlich denken.

Muskuläre Kurzentspannung hilft Streß bewältigen

Längst ist bekannt, daß unter Streßeinwirkung alle Kräfte im Körper für Flucht oder Kampf in den Muskeln mobilisiert werden. Es ist aber eher unwahrscheinlich, daß wir aufgrund von emotionalem Streß tatsächlich flüchten oder kämpfen werden. Dadurch setzt sich jede Anspannung in unserer Muskulatur fest. Wir bleiben verspannt und sind es noch, wenn bereits der nächste Stressor auf uns einwirkt. Hier empfiehlt sich eine effektive Anti-Streß-Übung für zwischendurch. Ziel und Zweck der Kurzentspannung ist es, unter relativ kurzem, aktiv-willkürlichem Übungsaufwand gute Entspannungswirkungen zu erzielen. Stehen Sie gerade, oder setzen Sie sich gerade hin, Hände seitlich vom Körper oder auf den Knien. Jetzt atmen Sie zwei- bis dreimal langsam und gleichmäßig durch die Nase ein und durch den Mund aus. Nun atmen Sie aus und langsam durch die Nase ein – während Sie einatmen, ziehen Sie die Schultern hoch und ballen gleichzeitig Ihre Hände langsam zu Fäusten. Halten Sie jetzt den Atem an – lassen Sie die Schulter hochgezogen, drücken Sie kräftig die geballten Fäuste – halten Sie die Spannung noch fünf Sekunden – jetzt atmen Sie langsam durch den Mund aus, lassen langsam die Schulter nach unten sinken und öffnen ebenso langsam mit dem Ausatmen die Fäuste und entspannen sich. Machen Sie diese Übung mindestens alle zwei Stunden zwei- bis dreimal hintereinander. Wenn Sie wirklich regelmäßig üben, können Sie ihren täglichen Streßlevel nach unten bringen. Dies wirkt sich positiv auf Ihr Schlafverhalten aus. Gleichzeitig ist dieses Übung eine gute Vorbereitung auf das Autogene Training.

Autogenes Training (AT)

Ein ZEN-Meister wird nach dem richtigen Weg im Leben gefragt – er antwortet: »Geh' weiter!«

Autogenes Training ist eine von Prof. Dr. med. Johannes Heinrich Schultz in den 20er Jahren des letzten Jahrhunderts entwickelte autosuggestive Methode zur Vitalisierung von Körper und Seele. Dabei wird das Körperempfinden verbessert und eine wesentliche Harmonisierung körperlicher und seelischer Funktionen erreicht. Regelmäßige Anwendung trägt deutlich zur Persönlichkeitsstabilisierung bei und hilft Alltagsprobleme souveräner zu verarbeiten. Autogenes Training kann als eine selbsttherapeutische Maßnahme eingesetzt werden.

J. H. Schultz nannte seine Methode ›eine konzentrative Selbstentspannung‹. Diese Bezeichnung scheint in sich ein Widerspruch zu sein, denn üblicherweise setzt man Konzentration mit Anspannung gleich. Dies ist jedoch ein typisches Vorurteil des Abendländers, der gewohnt ist, sich bei Konzentrationen, etwa bei scharfem Nachdenken, gleichzeitig körperlich zu verkrampfen. Das Denken ist für den Orientalen hingegen nicht so sehr eine Art Ansatz zum Handeln, sonder ein Schauen, Betrachten, Meditieren.

Autogenes Training ist ein sehr wirkungsvolles therapeutisches Instrument und Selbstfindungsmittel, gerade deshalb sollte es nicht ohne die nötige Sorgfalt praktiziert werden. Je kraftvoller Mittel wirken, um so eher können sie, wenn auch nur in sehr seltenen Fällen, negative Auswirkungen haben (Herzjagen, Schwindel, Schweißausbrüche). Wichtig ist wie bei allen ähnlichen Techniken: Schritt um Schritt, nichts erzwingen, Sorgfalt pflegen, sich im Positiven dessen bewußt sein, daß man »an sich selbst handelt«. Es ist empfehlenswert, das Training in einem Kurs zu erlernen, das führt am zuverlässigsten zum Ziel. Bei psychischen Störungen und Herzneurosen sollten Sie jedoch vorab unbedingt einen Arzt oder Therapeuten konsultieren.

Autogenes Training besteht aus fünf wesentlichen Elementen:

- Vorbereitung
- Übungen zum Körperverständnis
- Zurücknehmen
- Autosuggestive Formel
- Oberstufentechnik

In der Regel sind für die meisten Praktizierenden die ersten drei Elemente ausreichend.

Vorbereitung

Grundlage des Autogenes Training ist die Fähigkeit, sich zu entspannen.

Ungeübten ist das Aufsuchen einer angenehmen, ruhigen, störungsfreien und genügend temperierten Umgebung zu empfehlen, welche das Autogenes Training erleichtert.

Nehmen Sie eine angenehme Sitz- oder Liegehaltung ein. Die Droschkenkutscher-Haltung hat sich als besonders zweckmäßig erwiesen. Darunter versteht man eine aufrechte, mit dem Rücken leicht angelehnte Sitzhaltung. Die Unterarme liegen wie bei einem Droschkenkutscher locker auf den Oberschenkeln. Die Haltung ergibt sich natürlich und ohne Zwang.

Nun werden die Augen geschlossen. Um die Alltagsgedenken loszulassen, kann man sie durch folgenden Gedanken ersetzen: »Die Gedanken kommen und gehen.« Wenn Sie diesen »Gedanken-Satz« ohne Kraft und Konzentration häufiger und eher monoton als bewegt wiederholen, finden Sie bald zur Ruhe und »hören« den Gedanken irgendwann nicht mehr.

Es ist nicht ungewöhnlich, wenn es Ihnen in den ersten Sitzungen nicht gelingt, die Alltagsgedanken genügend loszulassen. Denken Sie den Satz dann ›leiser‹ und ›lauter‹ ungefähr fünf bis zehn Minuten, und erzwingen Sie nichts. Bei der nächsten Übung, später am Tag oder morgen, wird es schon besser gehen.

Erst wenn Sie zwei bis drei Minuten zur völligen Stille kommen, sollten Sie den nächsten Schritt erarbeiten. Ungeduld schadet hier dem Lernprozeß und zieht das Erlernen unnötig in die Länge. Konsequenz und Beharrlichkeit im Üben sind, wie immer beim Lernen, notwendig.

Übungen zum Körperverständnis

Übungen zum Körperverständnis beginnen der Einfachheit halber bei den bei den Händen und Armen. Dabei werden Erfahrungen verwendet, welche wir alle kennen: Ruhe, Wärme, Schwere und Rhythmik. Alle Effekte sind Ihnen bekannt, der einzige Unterschied besteht darin, daß sie sich jetzt »willentlich« ergeben.

Ohne einer ausführlichen Fachliteratur vorzugreifen, sei hier eine kurze allgemeine Anleitung zur Verwendung der Übungsformeln genannt. Diese Informationen sollen keinesfalls einen Übungskurs bei einem erfahrenen Therapeuten ersetzen!

Zu Beginn einer Übung richten wir unser Augenmerk auf den anzusprechenden Bereich. Bei der Wärmeübung ist dies der rechte Arm (bei Linkshändern der linke Arm). Stellen Sie ihn sich bildlich vor, versuchen Sie sich dieses Armes bewußt zu werden, ihn zu »erfühlen«. Die Übungsformel »Der rechte/linke Arm ist warm« sollten Sie sich nun etwa sechs- bis zehnmal denken. Vermutlich wird für den Unerfahrenen dabei noch keine Reaktion erfolgen. Haben Sie keine Erwartungshaltung, da sie das typische Wärmegefühl noch nicht kennen. Wiederholen Sie die Sequenz. Maximale Übungsdauer zehn Minuten.

Es gibt Praktizierende, die sehr früh eine aufsteigende Wärme aus den Fingerspitzen oder der Handfläche erfahren. Regelmäßige Übung vorausgesetzt, wird sich dieses angenehme Gefühl über den Arm nach oben bis zur Schulter fortsetzen. Genießen Sie die Entspannung! Nun wenden Sie Ihre Aufmerksamkeit dem anderen Arm zu und führen die gleiche Übung durch. Anschließend können Sie dieselbe Übung mit Ihren Füßen durchführen. Vermeiden Sie enges Schuhwerk, oder ziehen Sie die Schuhe aus.

Geraten Sie nicht in Unruhe, wenn der Effekt sich nicht gleich einstellt. Zeit spielt bei Selbsterfahrungstechniken keine Rolle, um so mehr die Beharrlichkeit. Trainieren Sie am besten dreimal täglich. Es ist möglich, daß während der Übungen, speziell am Anfang, immer wieder Alltagsgedanken auftauchen. Denken Sie dann einige Male: »Die Gedanken kommen und gehen. Ich bin vollkommen ruhig« und kehren zu ihrer Übungsformel zurück.

Übungsart	**Gedachte Übungsformel**	**Wirkung**
Ruhe	»Ich bin vollkommen ruhig«	Beruhigung von Seele und Körper
Schwere	»Der rechte/linke Arm ist schwer«	Muskelentspannung
Wärme	»Der rechte/linke Arm ist warm«	Tonisierung der Blutgefäße
Herz	»Herz schlägt gleichmäßig und ruhig«	Tonisierung der Herzrhythmik
Atem	»Atmung gleichmäßig und ruhig«	Tonisierung der Atemrhythmik
Leib (Sonnengeflecht)	»Sonnengeflecht, strömend warm«	Entspannung Bauchraum
Kopf	»Stirn angenehm kühl«	Klärung der Gedanken und Gefühlslage

Die Übungen sind strikt in der oben angegebenen Folge durchzuführen, da sie auf einander aufbauen und sich ergänzen. Aus dem Ablauf gerissene Übungen können wirkungslos sein oder bei entsprechender Disposition zu Autogenen Entladungen und »Organerinnerungen« führen. Um eine systematische Vorgangsweise zu unterstützen, ist ein Übungsprotokoll hilfreich, wo Sie sowohl über die Häufigkeit als auch über den Übungserfolg Buch führen (siehe Anhang S. 154).

Im Laufe der Monate und Jahre werden Sie alle Übungen sehr schnell umsetzen können. Sie denken dann nur noch »Ruhe,

Schwere, Wärme, Herz schlägt gleichmäßig und ruhig, Atem gleichmäßig und ruhig, Sonnengeflecht strömend warm, Stirn angenehm kühl.« Innerhalb weniger Sekunden setzen alle Effekte ein, und der Körper ist komplett in den »autogenen« Zustand versetzt. Nach längerer Übung kommt es immer rascher zu einer solchen Generalisierung.

Zurücknehmen

Die zweifellos angenehmen Erfahrungen des Autogenen Trainings bewirken körperliche (biochemische) Änderungen. Sie würden zwar nach einigen Stunden verschwinden, aber kontrolliertes »Eintreten« in eine Suggestion erfordert auch kontrolliertes »Austreten« aus der Suggestion. Grundsätzlich gilt daher: Nach jedem Training muß ein Zurücknehmen erfolgen.

Zurücknehmen ist ganz einfach. Man denkt und handelt nach folgenden Schritten (bitte die Reihenfolge beachten):

- Arme fest:
  Arme energisch strecken und beugen und dabei die Muskeln der Arme spannen und entspannen
- Tief atmen:
  Tief durchatmen und dabei Brust und Bauch spürbar bewegen.
- Augen auf:
  Langsam und ruhig die Augen öffnen

»Arme fest – Tief atmen – Augen auf« ist der Merksatz für das Zurücknehmen. Lassen Sie sich dafür unbedingt genügend Zeit. Wenn Sie Ihre Augen geöffnet haben, sollten Sie genügend Ruhe bewahren und ohne hastige Bewegungen aufstehen.

Autosuggestive Formel

Die Körperübungen des Autogenen Trainings sind für viele ausreichend und insgesamt eine herausragende Entspannungsübung. Eine weitere Stufe ist das Einbinden einer »Autogenen Formel« (formelhafte Vorsatzbildung). Darunter versteht man einen Leitsatz, der eine grundsätzliche Gedankenausrichtung erleichtert. »Ich bin ruhig und gelassen« ist eine solche bekannte und sehr bewährte »Autogene Formel«. Wird eine solche Formel genügend häufig im Generalisierungszustand gedacht, prägt sie sich ins Unterbewußtsein ein und »verselbständigt« sich kontrolliert, das heißt, daß in schwierigen Situationen diese »Autogene Formel« plötzlich und zuverlässig als Gedanke entsteht und seine positive Wirkung zeigt.

Es versteht sich von selbst, daß im Umgang mit »Autogenen Formeln« verantwortlich zu handeln ist. Die Inhalte sollten nie negativ besetzt sein. Falsch geprägte Formeln können aus sozialer, psychologischer und medizinischer Sicht erhebliche Schäden anrichten.

Oberstufen-Technik

Zusätzlich zu den Techniken der Grundstufe gibt es eine weiterführende Oberstufe, die den Einstieg in die imaginative Meditation bildet. Zur meditativen Entspannung benötigt man ein gut vorbereitetes körperlich-seelisch-geistiges Fundament. Die Oberstufen-Technik sollte generell nur mit ärztlicher oder therapeutischer Unterstützung erlernt werden.

Autogenes Training ist eine unserem Zeitgeist entsprechende und seit jahrzehnten bewährte, therapeutische Methode. Gerade wer unter Streß und vegetativen Symptomen leidet, für den ist AT sehr hilfreich. Nach unseren Erfahrungen braucht der moderne Mensch eine solche Entspannungstechnik.

Lachen ist gesund

Lachen ist ebenfalls Bewegung und Lösung einer inneren Spannung und wirkt in fast allen Situationen des Lebens befreiend, auch im Sprechzimmer des Arztes und in der Psychotherapie.

Kleine Kinder lachen etwa 400mal am Tag, Erwachsene gerade mal 15mal – eine traurige Lachbilanz für uns Erwachsene, vor allem, wenn man weiß, welch positive Auswirkungen das Lachen auf unser seelisches und körperliches Befinden hat. Es ist eine Art Medizin, die uns nahezu jederzeit kostenlos zur Verfügung steht. Lachen kann uns gesunderhalten oder zu unserer Gesundung beitragen.

Wenn wir herzhaft lachen, passiert folgendes in unserem Körper:

- In unserem Gesicht bewegen sich 18 Muskeln, vor allem der Jochbeinmuskel.
- Das Zwerchfell wird in Bewegung gesetzt und massiert Leber, Galle, Milz; der Magen-Darm-Bereich wird kräftig durchgeknetet, die Verdauung wird gefördert.
- Der Puls wird beschleunigt und der Kreislauf angekurbelt, die Haut besser durchblutet.
- Wenn wir in brenzligen Situationen lachen, verlangsamen wir den Ausstoß des Streßhormons Adrenalin und den Herzschlag, die Muskeln entkrampfen sich.
- Die Produktion von Endorphinen (einer Art körpereigener opiumähnlicher Substanzen) wird angekurbelt. Hierdurch können Kopf-, Zahn- und Muskelschmerzen gelindert werden.

- Lachen baut Ärger und Angst ab und hellt unsere Stimmung auf. Lachen ist also ein köstliches Arzneimittel und stärkt sogar unsere Abwehrkräfte.

Nutzen Sie diese Hausmedizin, die es rezeptfrei gibt und die keine Nebenwirkungen hat. Sie können davon nicht süchtig werden, und sie steht immer kostenlos zur Verfügung.

Richtige Atmung – Mittel zur Entspannung

Das Psychosomatische Training ist eine individuell auf das jeweilige Gesundheitsproblem abgestimmte Behandlung; sie enthält Entspannungsübungen, Atemtherapie, Massagen, Gymnastik, Musiktherapie und weitere Maßnahmen, die mit therapeutischen Gesprächen kombiniert werden.

Die Methode des Psychosomatischen Trainings wurde gerade in den letzten Jahren besonders intensiv bearbeitet, die praktische Anwendung gilt vor allem der Atmung (Luban-Plozza und Pozzi). Dabei ging man von der Feststellung aus, daß ein besonderer Zusammenhang besteht zwischen Atmung und psychischem Zustand einerseits und zwischen psychischem Zustand und Muskelanspannung andererseits. Wenn die Muskeln angespannt sind, verstärkt sich die Empfindung von Schmerzen. Der Zweck der Methode besteht in einer Lockerung, und zwar einer psychischen – durch die Regulierung der Atmung – und einer körperlichen – durch die Entspannung der verkrampften Muskulatur.

Dabei soll nicht etwa der Vorgang der Atmung an sich verbessert werden, sondern der Patient soll die Atmung als eine seiner Fähigkeiten erfahren und lernen, sie als Mittel zur Entspannung einzusetzen. Die innere Ruhe, welche dadurch entsteht, läßt den Patienten Anreize und Motive finden, um sich selbst zu helfen.

Physiologisch gesehen ist es nützlich, einen Muskel zu bewegen, um ihn dann zu entspannen; eine leichte Anspannung des Muskels erzeugt anschließend eine bessere Entspannung.

Der psychosomatisch Kranke, der sein Leiden auf seinen Körper übertragen hat, neigt dazu, ihn zu vergessen, in der Meinung, sich seiner nicht mehr bedienen zu können. Dadurch unterbricht er quasi die Beziehung zwischen Psyche (Seele) und Soma (Körper). Massagen und Bewegungstherapie übermitteln ihm direkte und klare Informationen über seinen eigenen Körper; sie wecken und beleben damit Verbindungen, Bezüge und verschiedene Mitteilungsmöglichkeiten.

Im Unterschied zum Autogenen Training von J.H. Schultz besteht das Psychosomatische Training in einem direkten aktiven Vorgehen mittels Bewegung. Die Einführung einer aktivierenden Entspannung von Anbeginn an möchte zwei unmittelbare und wichtige Ziele des therapeutischen Programmes erreichen:

1. den psychotherapeutischen Einsatz der direkten Erfahrung zur Lösung der funktionellen Störung (Somatisierung)
2. den Einsatz der Bewegung zur Aktivierung der vordergründig passiven Haltung des Patienten.

Manche unbewußten, dem Verstand nicht zugänglichen Veränderungen »stecken« gewissermaßen im Körper des Patienten und werden durch Körpersprache »übersetzt«. Hier muß der Arzt Dolmetscher der Symptome des Patienten sein.

Die Bewegungstherapie ist ein wichtiger Teil der Behandlung, weil sich Schwierigkeiten und Probleme im körperlichen Bereich abspielen und abzeichnen können. Durch das Wiedererfahren des »rechten Atmens« beim psychosomatischen Training kann dem Kranken sein »Muskel-Panzer« als eine körperliche Antwort bewußt werden. Das Ziel des Trainings besteht darin, dem Patienten einen leibseelischen Weg zur Gesundung aufzuzeigen. Dieser Weg kann Selbstheilungskräfte auslösen und entfalten. Der Patient ist nicht nur Konsument, sondern steigt aktiv in das therapeutische Bündnis ein.

Autosuggestion

Die Autosuggestion oder positive Selbstbeeinflussung ist eine weitere Methode der Selbsthilfe. Wissenschaftliche Grundlage dieser Methode ist die Suggestionsforschung, die vor allem in jüngerer Zeit ihr Augenmerk nicht nur auf Entspannungs- und Trancezustände, sondern auch auf Wachsuggestionen gerichtet und deren Wirkung eindrucksvoll belegt hat: Positive Leitsätze, Ermutigungen und Anregungen können selbst dann unser körperlich-seelisches Gleichgewicht in hohem Maße beeinflussen, wenn wir gleichzeitig einer Tätigkeit nachgehen. Zudem baut die Autosuggestion auf die Vorstellungskraft des Menschen, die, durch überzeugten Glauben verstärkt, zur sogenannten Imagination, also einem motivierenden Zielbild, wird. Sobald ein Patient sein mentales Krankheitsbild durch ein Gesundheitsbild ersetzt, werden durch diesen »Austausch innerer Bilder« eigene Heilkräfte freigesetzt, da jeder überzeugte Gedanke und erst recht jede Vorstellung bestrebt ist, sich zu verwirklichen.

Allerdings ist diese wichtige Erkenntnis keineswegs neu. Schon um die Jahrhundertwende entwickelte der französische Apotheker Emile Coué ein Verfahren zur systematischen Selbstbeeinflussung (die sogenannte Autosuggestion), nachdem er eine verblüffende Erfahrung gemacht hatte. Ein schmerzgeplagter Patient wurde von ihm jahrelang mit Medikamenten versorgt. Da alle ärztlichen Verordnungen und Behandlungen erfolglos blieben, bat der Gepeinigte seinen Apotheker inständig darum, ihm ein anderes Heilmittel ohne ärztliches Rezept zusammenzustellen. Coué, der kein

Arzt war und deshalb keine Medikamente verordnen durfte, verabreichte dem Patienten ein an sich völlig wirkungsloses Mittel. Überraschend brachte dieses Scheinpräparat trotzdem den ersehnten Erfolg: Der chronisch Schmerzkranke war nach kurzer Zeit beschwerdefrei (s. Anzeige S. 158).

Aus diesen Beobachtungen entwickelte Coué die Lehre der Autosuggestion. Laut dieser Lehre können wir alle unser seelisches und körperliches Befinden dadurch erheblich steigern, daß wir uns selbst bestimmte gesundmachende Suggestionen vorsagen. In jedem von uns ist ein riesiges Reservoir an Selbstheilungskräften, die wir durch gezielte Suggestionen zu unserem Wohl freisetzen können. Die wohl berühmteste Suggestionsformel von Coué lautet: »Es geht mir in jeder Hinsicht von Tag zu Tag immer besser.«

Nicht der Wille des Menschen steuert ihn, sondern die Vorstellungskraft. Bei einem Kampf zwischen Wille und Vorstellung wird die Vorstellung siegen.

Autosuggestion und Schlaf

Welche Bedeutung haben diese Tatsachen nun für unseren Alltag und insbesondere für unseren Schlaf?

- Stellen Sie sich vor, wie Sie alles wieder voller Vitalität tun, als würden Sie sehr gut schlafen. Stellen Sie sich jeden Tag vor, wie Sie bald wieder genauso gut schlafen wie früher.
- Sprechen Sie nie über Ihre Schlafstörungen. Mit jedem Gedanken an den schlechten Schlaf begünstigen Sie diesen. Wenn Sie gut schlafen, dann erwarten Sie auch, gut zu schlafen.
- Wenn Sie Arzneien nehmen, dann sagen Sie sich immer wieder: »Diese Arznei wird mir bestimmt helfen. Ich werde gesund.«
- Entwickeln Sie eine positive Grundeinstellung zu sich, den Menschen und dem Leben. Negative Gedanken vergiften Ihren

Körper, machen ihn schwach und können zu einem schlechten Schlaf führen. Positive Gedanken stärken die Abwehrkräfte Ihres Körpers, aktivieren die Selbstheilungskräfte und fördern den guten Schlaf.

- Sagen Sie »Ja« zum Leben und seinen Herausforderungen. Sehen Sie sich in Ihrer Vorstellung immer als triumphierenden Sieger. Verbannen Sie die Worte »Ich kann nicht« aus Ihrem Wortschatz.

Gerade die Kombination von Entspannung und Autosuggestion ist erfolgsversprechend. Dies hat auch der Begründer des Autogenen Trainings, J. H. Schultz, erkannt, dessen ›formelhafte Leitsätze‹ dieselben Grundlagen haben. In entspanntem Zustand wird die Selbstbeeinflussung über des Unterbewußtsein schneller wirksam. Deshalb ist die Zeit vor dem Einschlafen und kurz nach dem Aufwachen die beste für die Selbstsuggestion.

Selbstsuggestion und Autogenes Training

Was für die Coué-Methode spricht, ist, daß weder eine besondere Ruheposition noch eine Entspannungsphase, ja nicht einmal die Unterbrechung Ihrer Tätigkeiten notwendig ist. Die motivierenden und ermutigenden Leitsätze begleiten das aktive Leben und können somit ohne Zeitverlust die körperlich-seelische Befindlichkeit positiv beeinflussen. Beide, Autogenes Training und suggestive Beeinflussung, schließen sich aber keinesfalls aus, sondern ergänzen sich hervorragend: Je nach innerer Bereitschaft und zeitlichen Möglichkeiten können Sie die Erfolgsmotivation sowohl im betriebsamen Wachzustand als auch in tiefer Entspannung auf sich wirken lassen.

Jede Formel zur Selbstsuggestion sollte knapp, gegenwartsnah, direkt und positiv gefaßt sein. Negationen wie *nicht* oder *nein* sowie Verbote sollten vermieden werden. Die in das Autogene Training eingebauten und gezielten Vorsätze sind bei innerer Bereitschaft und richtiger Einstellung in der Regel rasch wirksam.

Hier einige geeignete formelhafte Vorsatzbildungen:

Bei belastendem Streß:

- »Ich bin frei und gelöst!«
- »Ich schaffe es!«
- »Ich stehe über der Situation!«
- »Ich bin sicher, heiter und gelassen!«

Bei streßbedingten Schlafstörungen

- »Ich bin gesund – schlafe tief und gut!«
- »Ich schlafe bis morgen früh ruhig, tief und fest!«
- »Ich liege und schlafe ganz in Frieden!«
- »Ich schlafe jeden Abend ein – ganz tief und fest – es muß so sein!«

Positive Lebenseinstellung

- »Ich bin frei und gelöst!!«
- »Ich denke positiv – ich handle positiv – ich bin positiv!«
- »Ich bin voller Lebensfreude und Zuversicht!«

Optische, akustische und motorische Orientierung

Für die Wirksamkeit der formelhaften Vorsatzbildung oder Selbstbeeinflussung gibt es eine zusätzliche Hilfestellung. Dazu gilt es herauszufinden, ob Sie in bezug auf Ihre Sinnesorgane mehr optisch, akustisch oder motorisch orientiert sind. Dies erkennen Sie rasch, wenn Sie sich selbst testen, wie Sie einen Text am besten verstehen. Wenn Sie den Inhalt am leichtesten durch Lesen aufnehmen können, gehören Sie zu der Gruppe der optisch orientierten Menschen. Bleibt bei Ihnen das gehörte oder gesprochene Wort besser haften, dann sind Sie akustisch orientiert. Können Sie sich keiner dieser Gruppe zuordnen und sehen Sie sich eher als eine spontane, bewegungsorientierte Persönlichkeit, so gehören Sie zu den motorisch orientierten Menschen.

Nun können Sie die Wirkung Ihrer Formeln und Autosuggestionen verstärken: Optisch Orientierte stellen sich die Formeln geschrieben vor und lesen sie im Geiste Wort für Wort ab. Akustisch Orientierte stellen sich die Formeln und Suggestionen gesprochen vor und hören sich innerlich zu. Falls Sie zur letzten Gruppe, den motorisch Orientierten, zählen, stellen Sie sich vor, wie Sie die Formeln auf eine Wandtafel schreiben und dabei mitlesen. Die Berücksichtigung dieser Faktoren erhöht neben der Wirksamkeit auch die allgemeine Konzentrationsfähigkeit.

7. Das bioenergetische Schlaf-Konzept

Der Mensch selbst ist ein System von Systemen (z. B. Nerven-, Hormon- und Immunsystem) und in dauernder Wechselwirkung mit vielen anderen Systemen (z. B. Natur, Umwelt, Gesellschaft). Alles ist mit allem verbunden, und deshalb hat alles auf alles einen Einfluß. Einzigartig für uns Menschen sind unsere verschiedenen Bewußtseinszustände (z. B. Wach- und Schlafbewußtsein) und die freie Gedankenwahl. Gerade dieses Zusammenspiel zwischen Körper, Seele und Geist prägt uns – erst durch unser Denken, unseren Verstand und unser Bewußtsein können wir Wege, Therapien und Heilmittel für eine ganzheitliche Gesundheit nutzen.

Das Ursache-Wirk-Prinzip für bioenergetisches Schlafen begründet sich auf der wissenschaftlichen Tatsache, daß der Schlaf eine ›Instinkthandlung‹ des Menschen ist. Die Natur hat den Tag-Nacht-Rhythmus und den Wach-Schlaf-Rhythmus vorgegeben. Bioenergetisch wirksamer Schlaf kann nur unter gewissen Bedingungen einsetzen und zur ganzheitlichen Regeneration führen:

- Seelische und körperliche Bereitschaft zum Schlafen (Gedanken abschalten, natürliche Körpermüdigkeit)
- Möglichkeit der Reizumkehr durch Vermeidung von Außenreizen wie Elektrosmog, Lärm, Licht, Wohngifte, schlechtes Raumklima etc.
- Naturkonforme, anatomisch, orthopädisch, klimatische körpergerechte Schlafunterlage (Bettinhalt).

Wie mehrfach beschrieben resultieren Schlafstörungen aus einer

Summe von inneren und äußeren Einflußfaktoren und sind daher als multikomplex anzusehen Mögliche Therapieansätze sind vielfältig und individuell über die Psyche (mental) und den Körper und seine Regelsysteme möglich.

Schlafbereitschaft

Wenn man schlafen geht, soll man die Sorgen in die Schuhe stecken.
Schwedischer Spruch

Eine der wichtigsten Regeln für einen gesunden Schlaf ist, erst dann zu Bett zu gehen, wenn eine wirkliche Müdigkeit mit dem Gefühl, einschlafen zu können, empfunden wird. Ebenso wichtig ist es, nach dem Aufwachen möglichst bald aufzustehen.

Vom Nachtschlaf darf man sich erholsame und neue Kräfte versprechen. Daher ist bereits die Vorbereitung auf die Nachtruhe bedeutsam. Es gehört zur Psychohygiene des Schlafes, den Tag richtig abzuschließen. Ungenügender seelisch-geistiger Abschluß, Ängste vor der Nacht oder gar vor dem nächsten Tag und viele schlechte Gewohnheiten sind häufig Faktoren, die sich störend auswirken. Reichliche und schwere Mahlzeiten zu später Stunde beeinträchtigen meistens den Schlaf in starkem Maße ebenso wie Kaffee, Nikotin, Alkohol und andere Genußmittel. Da der Verdauungsapparat äußerst sensibel reagiert, ist es unerläßlich, auf richtige Ernährung zu achten.

Wichtig für einen guten Nachtschlaf ist auch die Gestaltung des Tages. Körperliche Müdigkeit ist ebenso hilfreich wie geistige Müdigkeit, um sich auf das Einschlafen in der Nacht einstellen zu können. Wie der einzelne Mensch diese Müdigkeiten erreicht, kann sehr verschieden sein. Manche treiben Sport, andere machen Spaziergänge oder betätigen sich in sonstiger Weise zu Hause körperlich. Fachärzte für Herz- und Kreislaufkrankheiten weisen immer wieder auf das optimale körperliche Training beim Treppensteigen hin. Viele Menschen könnten durch Vermeiden von Liften und Rolltreppen einige körperliche Bewegung erreichen. Vor langer Zeit prägte ein einsichtiger Arzt das Wort: »Der beste Weg zur Gesundheit ist der Fußweg.« Dieses Wort können wir auch auf den Schlaf anwenden.

Vermeidung von Außenreizen

Zur Schlafhygiene ist es weiter von Bedeutung, alle Störungsquellen äußerer Art (Lärm, Elektrosmog, Lichtreize etc.) zu erkennen und nach Möglichkeit auszuschalten. Die Berücksichtigung dieser Faktoren wird immer wichtiger, wie die aktuellen Forschungsergebnisse zeigen.

Entscheidende Elemente sind Ruhe und Dunkelheit. Sollte der Lärmpegel (Schnarchen, Verkehrslärm, Umgebungsgeräusche, Nachbarn) zu hoch sein, kann man sich mit speziellen Ohrstöpseln helfen. Herkömmliche Ohrstöpsel sind nicht für den stundenlangen Einsatz im Ohr über Nacht geeignet, schon gar nicht, wenn Sie auf dem Ohr liegen. Ideal sind Ohrstöpsel mit Spezialfilter, die für eine perfekte Dämmung sorgen, ohne daß Sie sich völlig von der Außenwelt abgeschlossen fühlen. So können Klingeln, Wecker und Alarmtöne trotz der gedämpften Lautstärke recht gut wahrgenommen werden. Es gibt sogar einen austauschbaren Filtersatz zur Dämpfung von Schnarchgeräuschen. Diese Filter dämpfen besonders niedrige Töne, so daß eine angenehme Nachruhe gewährleistet wird.

Falls es nicht möglich ist, das Schlafzimmer ganz abzudunkeln, empfehlen wir eine Schlafbrille aus hautfreundlichem Material.

Schlafbrillen sind auch hilfreich, um spontan abschalten zu können, und helfen so zusätzlich, Streß abzubauen. Beides – Ohrstöpsel und Schlafbrillen – kann Ihnen wichtige Hilfsdienste erweisen, und dies garantiert ohne schädlichen Nebenwirkungen.

Schlafunterlage und -klima

Der Großteil der Menschen schläft in ungeeigneten Betten, was Orthopäden und Rheumatologen immer wieder bestätigen. Untersuchungen zeigen, daß der Zivilisationsmensch zunehmend Probleme mit seiner Wirbelsäule, den Bandscheiben, Gelenke, Muskeln, Sehnen und Bändern hat. Die Ursachen sind vielfältig: zuwenig oder falsche Bewegung, Ernährungsfehler, Übergewicht, Streß u.v.a. Insbesondere einer anatomisch-orthopädisch richtigen Schlafunterlage und der Optimierung des Schlafumfeldes kommt daher eine große Bedeutung zu.

Ein weiterer wichtiger Faktor ist die Nachtbekleidung. Auf keinen Fall sollte Tagesunterwäsche auch nachts getragen werden. Die Nachthemden oder Pyjamas dürfen nicht einengen, sollen locker und bequem sein, möglichst aus feuchtigkeitsaufnehmenden und natürlichen Stoffen, die gut waschbar sind. Am Tage sollten die Nachtkleider zusammen mit den Bettwaren gründlich ausgelüftet werden. Für einen gesunden Schlaf ist es bei unseren zivilisatorischen Gewohnheiten nicht gleichgültig, ob man abends in ein sauberes, ordentliches Bett steigt oder in ein nur notdürftig zurechtgemachtes Bett.

Von großer Bedeutung ist auch frische Luft im Schlafzimmer. Dies läßt sich durch ausreichendes Lüften des Zimmers vor dem Schlafengehen erreichen. Die Temperatur im Schlafzimmer sollte unter 18 Grad liegen. Es ist nicht schwierig, sich in kurzer Zeit an diese für manche niedrig erscheinende Temperatur zu gewöhnen.

Es ist nicht mehr in jedem Falle angezeigt, bei offenem Fenster zu schlafen. Einerseits können gerade in der Nähe von Straßen Lärm und Abgase den Schlaf stören, andererseits sollten kranke und ältere Mensch kalte Luftzüge vermeiden. Oft entsteht durch laufende Frischluftzufuhr ein feucht-kaltes Bettklima.

Dazu haben sich aus Tausenden von Erfahrungsberichten folgende zusätzlichen Maßnahmen während der Schlafphase als effizient erwiesen:

- den Körper während des Schlafs auf Erdpotential legen,
- den Körper vor technisch-physikalischen Energiefeldern schützen
- dem Körper biologisch relevante Magnetfelder zuführen

Dies wird durch eine mit interdisziplinären Spezialisten entwickelte Körperunterlage, die man auf die Matratze legt, erreicht (siehe Anhang). Diese spezielle Schlafunterlage ist eine Schafschurwollmatratze, in welche ein spezielles Baumwoll-Silbergewebe samt klinisch getesteten Bio-Magneten eingearbeitet ist. Über einen stromlosen und sicherheitsgeprüften Erdungsstecker wird dann diese Unterlage über die Steckdose oder eine Wasserleitung geerdet. Diese Schlafunterlage ist auch sehr nützlich, wenn man öfters auf Reisen ist und in Hotels übernachtet. In den meisten Hotels sind die Rahmenbedingungen für guten Schlaf nämlich schlecht. Erfahrungsgemäß entsprechen die Betten samt Matratzen in vielen Fällen nicht den Anforderungen für anatomisch-orthopädisch richtiges Schlafen.

Die wichtigsten Säulen der Gesundheit

Was ist für Gesundheit und Schlaf wichtiger – ein gesunder Körper oder ein gesunder Geist? Fest steht – bioenergetischer Schlaf braucht beides. Nachfolgend werden daher aus langjähriger Praxiserfahrung die wichtigsten Säulen unserer Gesundheit – und zwar der körperlichen, seelischen und geistigen – zusammengefaßt.

Gesundheits-Säule 1
Bioenergetisches Schlafen im Sinne der ganzheitlichen Einbeziehung aller relevanten inneren und äußeren Einflußfaktoren

Gesundheits-Säule 2
Gesunde, lebendige, vital- und nährstoffreiche Ernährung
Bewußte Vermeidung von Giftstoffen
Beachtung des Basen-Säure-Haushalts

Gesundheits-Säule 3
Gesundes, lebendiges Wasser (2–3 Liter täglich)
Richtiges Atmen durch Atemtraining
So viel natürliches Tages- und Sonnenlicht wie möglich

Gesundheits-Säule 4
Optimierung der Körper-Physiologie und Fitneß durch Bewegung und Training (Spazieren, Rebounding, Walking etc). Ausgeglichenes Sexualleben

Gesundheits-Säule 5
Tägliche, positive Selbstentwicklung, und zwar körperlich, seelisch, emotional, mental, spirituell, sozial und finanziell durch bewährte Lebensprinzipien

Gesundheits-Säule 6
Gesunde, giftfreie Wohn- und Arbeitsumwelt, Vermeidung von starken Elektrosmog-Einflüssen am Arbeitsplatz
Verwendung von Naturlicht und Bio-Lichtsystemen
Gebrauch von Handy auf ein notwendiges Minimum einschränken.

Gesundheits-Säule 7
Regelmäßige Entspannung und Regeneration durch Entspannungsübungen (Autogenes Training, Muskelentspannung, Meditation, Gebete etc.)
Regelmäßige zielfreie Tätigkeiten, Familie, Hobbies, soziale Kontakte

Das Ziel ist, mit entsprechenden Maßnahmen die Grundlage für einen bioenergetischen Schlaf zu schaffen. Die wichtigsten Schritte zur Optimierung der Schlafgesundheit:

Schritt 1
Genaue Analyse der Schlafstörung. Führen eines Schlaf-Protokolles, eventuell auch eines Wach-Protokolles über das Tagesgeschehen, insbesondere Streßeinflüsse. Erfahrungsgemäß ist die Beiziehung eines Arztes oder Therapeuten hilfreich.

Schritt 2
Falls möglich Durchführung eines objektiven Streß-Tests mit dem Tremor-Stressometer. Dadurch erhält man Meßwerte über den physiologisch-nervösen Streßlevel. Der subjektive Streß-Test (Fragetest) gibt ebenfalls Hinweise, welche Ebenen (körperlich, emotional, geistig) am meisten betroffen sind. Die Erstellung der persönlichen ›vegetativen Skala‹ gibt Hinweise, wie sich der Streß auswirkt und in welcher Intensität die Reaktionen bereits auftreten.

Schritt 3
Ein Schlafplatz-Check soll aufzeigen, ob die acht Anforderungen an das Schlafsystem erfüllt werden (s. S. 88 f.). Möglicherweise sollte man sich nach den empfohlenen Kriterien ein neues Schlafsystem anschaffen. Des weiteren unbedingt von einem Fachmann eine Schlafplatzmessung durchführen lassen (Elektrosmog, Raumklima, Bio-Störzonen, Wohngifte etc.). Entfernen Sie alle elektrischen Geräte (TV, Video, PC etc.) aus Ihrem Schlafraum. Falls notwendig Anschaffung von einer speziellen Schlafunterlage mit Schutzwirkung gegen Elektrosmog und gleichzeitiger Vitalisierung durch Bio-Magnetfelder, von Ohrenstöpseln bei störendem Lärm- und Geräuschpegel sowie Schlafbrille zur kompletten Abdunkelung der Augen.

Schritt 4
Beginn des regelmäßigen körperlichen Trainings durch ausgedehnte tägliche Spaziergänge (mindestens ½ Stunde), sportliche Aktivitäten (aerobisch, also mit einer Pulsuhr), Dehnen und Gymnastik. Sehr zu empfehlen ist auch Rebounding (Mini-Trampolin). Verzicht auf übermäßigen Genußmittelkonsum (Nikotin, Alkohol, Kaffee).

Schritt 5
Start des Autogenen Trainings, täglich 3 x 2 Minuten, zusätzlich alle 2 Stunden muskuläre Kurz-Entspannung plus Autosuggestion.

Schritt 6
Schlafhygiene überprüfen und »Tips für einen besseren Schlaf« (Seite 122) beachten.

Schritt 7
Besonderes Augenmerk auf Einschlaf-Ritual, individuelles Einschlaf-Ritual kreieren und mit AT oder Mental-Training plus

Autosuggestion kombinieren. Wahlweise auch Einbau von Mental-Übungen (z. B. Dankbarkeitsübung) ›Gute-Nacht-Gebeten‹ oder entspannender Musik.

Schritt 8

Morgen-Ritual, kurzes Resümee der vergangenen Nacht, Träume eventuell notieren. Wer Spaß daran hat, führt ein Traum- oder Schlaftagebuch. Positive Leitsätze (Autosuggestion) für den Morgen.

Schritt 9

In Abstimmung mit Arzt oder Therapeut zusätzliche zielorientierte Maßnahmen besprechen (Physiotherapie, Gesprächstherapie, Massagen, Farbbestrahlungen, Akupunktur, Akupressur, Medikamenten-Check, Naturmittel etc.). Alle unterstützenden Maßnahmen, welche die Grundlagen für die Gesundheit und den Schlaf verbessern, sollten in diesem Schritt berücksichtigt und durchgeführt werden. Es ist auch wichtig, den Partner in die bioenergetische Schlaf-Therapie mit einzubeziehen.

Schritt 10

Check der 7 Gesundheits-Säulen. Diesbezüglich gilt es, die größten Defizite Schritt für Schritt zu beheben und möglicherweise grundlegende Änderungen in der Lebensweise herbeizuführen, z. B. in der Ernährung. Wie bereits mehrfach erwähnt, sind alle sieben Gesundheitssäulen (s. S. 118–119) für eine ganzheitlich orientierte Gesundheit und zur Erreichung des bioenergetischen Schlafes notwendig.

Wertvolle Tips für einen erholsamen Schlaf

Ein weises Gesetz

Alfred der Große hat bereits um 900 nach Christus ein für uns interessantes und gleichzeitig weises Gesetz erlassen: Arbeite 8 Stunden – spiele 8 Stunden – schlafe 8 Stunden! Dies war schon damals und ist noch immer ein erster guter Ansatz auf dem Weg zur eigenen Mitte. Heutzutage arbeitet man in der Regel länger, hat damit weniger Freizeit und Ausgleich, und auch die Erholung im Schlaf ist dadurch kaum ausreichend möglich. So gehen viele Menschen eine Schlafschuld ein. Forscher gehen derzeit von etwa 500 Stunden pro Jahr aus. Darunter leiden nicht nur die Gesundheit und der Schlaf, sondern auch das Unfallrisiko nimmt dramatisch zu. So sind bereits heute 25 bis 30 Prozent aller Verkehrsunfälle auf Übermüdung zurückzuführen.

Gerade auf die bioenergetischen Prozesse, die für unsere Gesundheit, unseren Elan und die Vitalität wichtig sind, hat unser Schlaf den größten Einfluß. Während des Schlafes sollte durch die körperliche und seelisch-geistige Entspannung dieses bioenergetische Gleichgewicht wieder hergestellt werden. Je besser man schläft, desto lebendiger sind Körper und Geist, man ist sozusagen energiegeladen.

Wer es schafft, auf dem Weg zur eigenen Mitte den richtigen Lebens- und vor allem Tagesrhythmus zu finden, der braucht sich auch um den Schlafrhythmus keine großen Sorgen zu machen. Deshalb ist es sinnvoll, die persönliche Situation immer wieder zu prüfen und entsprechende Anpassungsmöglichkeiten zu suchen. Gerade die Seite mit Spaß, Sport und Spiel sollte in unserem Leben nicht zu kurz kommen. Denn nur so können wir die körperlich-seelisch-geistigen Grundlage für einen erholsamen Schlaf bilden.

Power-Quelle Sonnenlicht

Sonnenlicht macht Laune, gibt Lebenskraft und ist ein wichtiger Schlafförderer. Grund: Die gewaltige Lichtstärke von 20 000 Lux stimuliert über die Augen sogenannte Triggerzentren (Gehirnareale, welche die Grundaktivität des Gehirns bestimmen); dadurch wird ein allgemein höherer Aktivitätslevel erreicht und die Stimmung aufgehellt. Zudem verhindert die Lichtintensität die Bildung des Schlafhormons Melatonin. Künstliches Licht hat diesen Effekt nicht, da viel zuwenig Lichtenergie erzeugt wird.

Deshalb sollte man täglich Sonnelicht tanken, das ist auch für einen ausgewogenen Schlaf sehr wichtig. Im Herbst werden die Tage kürzer, und Sonnenlicht ist eher Mangelware. Deshalb steigt auch die Gefahr der saisonal abhängigen Depression (SAD). In Bürogebäuden werden zudem durch beschichtetes Fensterglas wichtige Lichtfrequenzen ausgefiltert. Dies führt ebenfalls zu einem ›Lichtmangel‹. Gehen Sie in den sonnenarmen Jahrszeiten mittags, wenn die Sonne am hellsten ist, raus ins Freie. Dabei ist ein halbstündiger Spaziergang ideal, aber auch zehn Minuten bringen schon etwas. Tragen Sie dabei keine oder zumindest keine zu sehr abgedunkelte Sonnenbrille. Alternativ kann man Lichttherapie anwenden, was sich bei den sogenannten Winterdepressionen auch sehr bewährt hat. Nur spezielle Lichttherapiegeräte mit mindestens 2000 Lux können dabei Sonnenintensität künstlich nachahmen.

Rebounding – ein lustvolles, ganzheitliches Training

Der Körper muß bewegt werden, wenn er sich seine Gesundheit und Stärke erhalten soll. Wie wichtig ausreichend Bewegung für den guten Schlaf ist, wurde bereits mehrfach erwähnt. Der Rebounder, ein »Mini-Trampolin«, ist dazu wohl eines der besten und angenehmsten Geräte, um seinem Körper etwas Gutes zu tun.

Im Gegensatz zu einem richtigen Trampolin geht es beim Rebounding keinesfalls um Springen, sondern der Kontakt zur Unterlage muß immer vorhanden bleiben. Bereits sanftes Auf-und-Ab-Schwingen reichen aus. Beim lockeren Einschwingen finden wir wieder zurück zu unserem eigenen Rhythmus. Rhythmus bedeutet Ordnung, das heißt, daß die Organzyklen in ihrer Dynamik gleichmäßig und harmonisch schwingen. Sind wir nicht in unserem Rhythmus – beispielsweise nach schlaflosen Nächten –, so fühlen wir uns unwohl und nicht leistungsfähig. Die chinesische Medizin legt noch heute großen Wert auf diese Organzyklen.

Das Bewußtsein für die eigene Haltung, die Art und Weise, wie wir uns bewegen und ob wir unser Atempotenzial auch wirklich ausschöpfen – all dies kann mit Hilfe des Rebounding-Trainings geweckt und in den Alltag integriert werden.

Rituale zwischen Tag und Nacht

Bei manchen primitiven Völkern herrscht eine Furcht vor dem Schlaf und der Nacht, die wohl durch unmittelbare äußerliche Bedrohungen und religiöse Vorstellungen begründet ist. Sie bereiten sich deshalb mit verschiedenen Ritualen auf die dunkle, dem Bewußtsein entzogene Phase zwischen Einschlafen und Erwachen vor. Einschlafrituale beobachten wir aber auch bei unseren Kindern; denken wir nur an die Lieblingspuppe, den Teddybären, das »Schnüffeltuch«, welches so viele Kinder vor dem Einschlafen in genau vorgeschriebener Ordnung um sich haben müssen. Bei genauerem Hinsehen haben auch wir Erwachsenen Gewohnheiten, die in die gleiche Richtung deuten, wie Schlafhaltungen und Schlaflagen.

Der Schlafvorbereitung dienen mannigfaltige Möglichkeiten: Spaziergänge, Atemübungen am offenen Fenster, Trinken von beruhigendem Tee (»Nerventee«), Bäder mit beruhigenden Kräuterzusätzen, Aufenthalt in Räumen mit gedämpftem Licht, mit leiser und beruhigend wirkender Musik, ablenkende Lektüre. Es gibt Menschen, auf die sogar Kriminalromane beruhigend wirken. Auch hier gilt, daß jeder Mensch für sich einzigartig ist und dementsprechend seine Rituale nur individuell gestalten kann. Es gibt viele Menschen, die Spiele als schlafvorbereitende Mittel benutzen: Patience, Schach oder Kreuzworträtsel können eine Müdigkeit erzeugen, die in vielen Fällen bei rechtzeitiger Unterbrechung zu schnellem Einschlafen beiträgt.

Die Wiedererlangung der notwendigen Unbefangenheit gegenüber dem Schlaf wird erleichtert, wenn man nächtliches Wachliegen bejaht. In Richtung Entspannung zielt auch die Aufforderung, an »etwas Angenehmes« zu denken: an positive Erinnerungen oder Vorstellungen (Landschaften, Gemälde oder Plastiken, Urlaubserinnerungen, szenenhafte Abläufe, Pläne oder dergleichen). Wachliegen braucht nicht als etwas Unangenehmes empfunden zu werden, sondern kann als Möglichkeit für ein Erleben genutzt werden, zu dem am Tage keine Zeit vorhanden war. Bisweilen kann es auch zu einer Art »Zwischenbilanz« führen. Manches Problem läßt sich so vielleicht einer Lösung näher bringen; Verhaltensänderungen können geplant, gedankliche Auseinandersetzungen, für die am Tage Zeit, Ruhe und Abstand fehlten, können nachgeholt werden.

Nicht wenige Schlafstörungen können auch als »Störung des Wachseins am Tage« gesehen werden. Der chronisch Schlafgestörte zieht sich oft tagsüber in ein »Gehäuse« von Müdigkeit und Trägheit zurück. Er glaubt, mit seinen verminderten Kräften nach dem Prinzip der »Sparflamme« haushalten zu müssen: zögerndes und widerwilliges Aufstehen, ständige Schonhaltung und häufige Ruhepausen im weiteren Tagesablauf, »weil man ja unausgeschlafen ist«, aufmerksames Registrieren von Mißbefindlichkeiten und Leistungsminderungen.

Die Leistungsfähigkeit am Tage hat jedoch nicht nur mit der vorangegangenen Nacht zu tun. Ein Nachrechnen der Schlafstunden mit einem so errechneten Schlafdefizit sollte unbedingt vermieden werden. Das Gefühl des Ausgeruhtseins, des Erholtseins geht keineswegs immer parallel mit der Schlafdauer und der vermeintlichen Schlaftiefe. Bisweilen besteht sogar eine paradoxe Wechselbeziehung. Falls der Organismus dringend Schlaf braucht, so meldet er sich mit Müdigkeit und wird sich seinen Schlaf holen, wenn nötig erzwingen: Der Betroffene schläft einfach ein, ob er will oder nicht. Das ist ein Beweis mehr für die Weisheit unseres Körpers.

Am Ende eines jeden Tunnels der Nacht findet sich das Licht des Tages.

Ein Wort zum Schlaftrunk

Bereits unsere Vorfahren kannten ihren Schlummerpunsch, der nicht selten neben beruhigenden Kräutertees auch Alkohol enthielt. Die Tatsache, daß die meisten Menschen mit Alkohol umgehen können und trotzdem schlafen, darf nicht darüber hinwegtäuschen, daß diese Form der Schlafvorbereitung keine günstigen Auswirkungen hat. Bei den uralten, heilsamen Schlaftrünken handelte es sich meistens um Zubereitungen aus wohltuenden und schlaffördernden Kräutern ohne Alkohol.

Nachtnotizen

Wenn Sie an Durchschlafstörungen leiden und mehrmals in der Nacht aufwachen, kann es hilfreich sein, sich die ersten Gedanken nach dem Wachwerden zu notieren. Legen Sie deshalb einen kleinen Schreibblock samt Stift griffbereit. Am nächsten Tag nehmen Sie sich einige Minuten Zeit, um die Notizen zu analysieren. Sie werden feststellen, daß die Gedanken sehr oft ähnlich sind. Dies sind Hinweise, daß die Tagessituationen und -probleme bis in den Schlaf hineinwirken.

Die Methode der Nachtnotizen kann zur allgemeinen Problemlösung beitragen. Sie können dies bewußt steuern, indem Sie kurz vor dem Einschlafen, ohne aber länger über das Problem oder die anstehende Herausforderung zu grübeln, sich selbst den ›leisen Wunschbefehl‹ geben, daß Ihnen im Schlaf eine Lösung einfallen wird. Notieren Sie sich alle Gedanken, sofort wenn Sie aufwachen. Das ist sehr wichtig, denn gerade diese Gedankeninhalte verflüchtigen sich sofort, und Sie können sich im nachhinein nicht mehr daran erinnern. Auf diese Weise sind übrigens schon viele geniale Lösungen für ›unlösbare Probleme‹ und weltbewegende Erfindungen zustande gekommen.

Phytopharmaka

Wenn der Tag zu Ende geht, dann darf es nicht heißen, »der Tag geht – die Schlaftabletten kommen«. Psychopharmaka im Sinne von Schlafmedikamenten mögen gelegentlich als Überbrückung zeitweiliger Störungen ihre Berechtigung haben. Es kann besser sein, ein leichtes Schlafmittel zu nehmen, als nächtelang wachzuliegen. Hier ist aber sorgfältiges Abwägen für Patient und Arzt von außerordentlicher Bedeutung.

Pflanzliche Schlafmittel, also Zubereitungen aus Baldrian, Melisse, Hopfen, Passionsblume und Kombinationen von Extrakten aus solchen Pflanzen (Grundstoffe sind in Apotheken, Drogerien, Reformhäusern, Bio-Läden usw. erhältlich), haben sich in klinischen Studien als nützlich erwiesen und in der täglichen Praxis bewährt. Präparate aus diesen Pflanzen sind als nebenwirkungsfreie Schlafmittel ohne Abhängigkeitspotential und Überhangeffekte geschätzt. Dennoch ist eine Absprache mit dem Arzt oder Therapeuten sinnvoll.

Phytopharmaka sind vorwiegend zur Therapie von verzögertem Schlafeintritt und leichten Schlafstörungen geeignet. Mit diesen Mitteln verbessert sich der Schlaf in der Regel nach zwei bis vier Wochen.

Für Baldrian sind die schlaffördernden Effekte in klinischen Prüfungen und placebokontrollierten Doppelblindstudien umfangreich dokumentiert. Baldrian hat im Gegensatz zu synthetischen Schlafmitteln keinen Einfluß auf die natürliche Physiologie des Schlafes und die für Erholungseffekte bedeutsamen REM-Phasen.

Offenbar läßt sich die Wirkung noch verstärken, wenn Baldrian mit Melisse oder Hopfen kombiniert wird. In einer Doppelblindstudie mit der Kombination aus Baldrianwurzel und Melissenblätterextrakt war das Kombipräparat deutlich stärker wirksam als ein entsprechendes Placebo.

Hopfen ist in den meisten Fällen in Kombinationspräparaten enthalten. Ein Beispiel ist das Kombinationssedativum Moradorm S aus Hopfenzapfen, Baldrianwurzel und Passionsblumenkraut.

Von der Melisse wurden vor allem Kombinationen mit Baldrian studiert. In einer Anwendungsbeobachtung sind die Wirksamkeit und Verträglichkeit von Entspannungs- und Einschlafdragees bei Patienten mit Ängstlichkeit, Nervosität, Erschöpfung und Schlafstörungen untersucht worden. Nach vier Wochen Therapie wurde bei 60 bis 70 Prozent der Patienten ein Erfolg erzielt. 82 Prozent der Patienten und 86 Prozent der Ärzte beurteilten die Wirksamkeit als sehr gut.

Pflanzliche Schlafmittel eignen sich auch vorbeugend, da auch bei längerer Einnahme mit keinen unerwünschten Nebenwirkungen zu rechnen ist.

Auch Milch ist ein köstliches, als Schlafmittel geeignetes Getränk mit wichtigen Bestandteilen zur täglichen Ernährung (Vitamine, Mineralsalze, Eiweiß und Fette in einer gesunden und meist gut bekömmlichen Mischung). Gegen Schlaflosigkeit kann sogar Milch (auch Sojamilch) mit Honig, eventuell erwärmt, helfen.

Der Placebo–Effekt als Chance?

Der Zusammenhang von Körper und Geist steht auch in bezug auf die Schlafgesundheit im Mittelpunkt. Dieses Wissen um den Einfluß des Glaubens auf die Heilung war schon im Mittelalter populär. Die Bader und Quacksalber verabreichten Zuckerkügelchen als Wundermedizin. Diese heute als Placebo bekannten Mittel sind Arzneimitteln nachgebildet, ohne Wirkstoffe zu enthalten, also Scheinmedikamente.

Jüngste Forschungsergebnisse der Psychoneuroimmunologie beweisen einwandfrei: Placebos gehören zu den wirkungsvollsten Medikamenten der Welt. Von großer Bedeutung für die Gesundheit des Menschen sind gemäß neuesten Studien seine Einstellung und Überzeugung. Erst wenn ein Mensch von der Wirkung eines Medikamentes oder einer Therapie überzeugt ist, kann es ihn auch tatsächlich heilen.

Mit mentalen Techniken kann man die Erkenntnisse über die Wirkungsweise des Placebo-Effekts einsetzen, um die körpereigenen Selbstheilungskräfte anzuregen. Mentale Trainingsmethoden eröffnen die Möglichkeit, Körpervorgänge zu beeinflussen, um das Immunsystem zu aktivieren. Selbstverständlich können auch der Schlaf und vor allem das Einschlafen positiv beeinflußt werden.

Wer friedlich schläft, lebt doppelt

Empfehlenswert ist es, die Zeit zwischen Erwachen und Arbeitsbeginn oder Tagewerk nicht zu knapp zu bemessen. Diese Zeitspanne unterteilt sich in verschiedene Phasen. Die entscheidende

Bedeutung kommt dem Erwachen, der Umstellung, der Gewöhnung der Augen an das Tageslicht und der körperlichen und geistigen Vorbereitung für das Aufstehen zu.

Ist das Erwachen wirklich sinnvoll, »normal« erfolgt, so ergeben sich die weiteren Phasen des Aufstehens von selbst. Dazu gehören ausgiebiges Dehnen und Strecken, auch das Gähnen und einige Atemübungen am offenen Fenster. Am besten ist freilich ein kleines, dem Lebensalter angepaßtes Frühturnprogramm. Bald zeigt ein wohliges Kribbeln in den Gliedern an, daß man dem Tag frisch entgegensehen kann. Das Frühstück schmeckt besser, und selbst der Weg zur Arbeitsstätte bekommt seine eigenen Reize. Ein guter Beginn bedeutet immer einen Vorsprung, besonders dann, wenn man einen anstrengenden Tag vor sich hat. Wie der Start, so das Rennen …

Der Dichter-Arzt Karl-Ludwig Streich sagt: »Das Glück ist geradezu eine Frage des Ausgeschlafenseins. Wer ausgeschlafen ist, arbeitet doppelt, dreifach so schnell und genießt hundertmal so intensiv. Verschlafe, wenn Du Talent dazu hast, die volle Hälfte Deines Lebens, Du wirst dann die andere Hälfte doppelt gelebt haben.«

J. Wunderli hat in seinem Buch *Besser schlafen – besser leben* die »geistige Entspannung« beschrieben, die für unseren Schlaf entscheidend ist. Sie bedeutet eine »Loslösung von der materialistischen, veräußerlichten Lebensweise und von vergöttertem Verstand«. Meditative Sammlung hilft, sich der »schöpferischen Stille« zuzuwenden und die »verlorene Mitte« wieder aufzuspüren, »ganz da zu sein«. Solche Geborgenheit im Sein ist für Wunderli die beste Vorbeugung gegen Schlafstörungen und deren beste Behandlung, denn »so wie wir sind, so schlafen wir«.

Wir haben eingangs erwähnt, welch wichtiges Tanksystem der gesunde Schlaf für unseren Organismus darstellt; in ihrem Buch über Schlafforschung kommen die beiden Amerikaner Luce und Segal zu dem Schluß, daß der Schlaf ein integrierender Teil des

Lebensrhythmus und entscheidend wichtig für jeden Aspekt der menschlichen Existenz ist. Wenn wir zu erfassen vermögen, was dies für uns persönlich heißt, werden wir alles tun, um uns den gesunden Schlaf zu erhalten oder ihn wiederzufinden. Nur so werden wir die Kräfte finden, dem Alltag mit Mut und Zuversicht zu begegnen und seine Sorgen und Probleme zu meistern.

Die positive Einstellung

Wir haben in diesem Buch auf die vielen individuellen Unterschiede sowie auf die Bedeutung der jeweiligen Einstellung des einzelnen Menschen hingewiesen. Einige Menschen werden nach abendlichem Kaffeegenuß hellwach und andere »so richtig schön müde«; ähnlich kann es mit Kriminalromanen und anderer Lektüre, mit Musik und anderen Dingen sein. Es ist eben vieles sehr relativ.

Es gibt scheinbare Paradoxien, die aber auch Ausdruck tiefer Weisheit sein können. So hat der Dichter und Lebenskünstler Werner Bergengruen (1892–1964) eine Zeile aus seinem Gedicht »Die mystische Rechenkunst« auch auf die Schlaflosigkeit angewandt: »Und der Mangel wird Gewinn.« Bergengruen pries die Schlaflosigkeit als ein Geschenk, weil es ihm so möglich wurde, »den Wert des endlich erlangten Schlafes dankbar zu würdigen ... In meinem 28. Jahre hörte der ungehinderte Schlaf für mich auf, eine Selbstverständlichkeit zu sein und etwas, darauf ich Anspruch zu haben meinte. Von da an begannen Schlafarmut und Schlaflosigkeit ... sich zur Lebensbürde zu entwickeln. Schließlich stand ich vor der Notwendigkeit, diese Last in mein Leben hineinzunehmen, sie als Teil meines Selbst anzuerkennen und mich mit ihr abzufinden ... Aber erst von jener Zeit an hat sich mir der Sinn für das Phänomen des Schlafes geöffnet, und vielleicht kennt nur der schlechte Schläfer die ... Güte und Begnadung des Schlafes ... Mit welcher

Hingabe kann – schläft er denn einmal – der schlechte Schläfer, und wieviel Essenz des Schlafes läßt sich mitunter in eine einzige Schlafstunde zusammenpressen ...«

Es ist letztlich immer wieder eine Frage der Einstellung, wie ein Mensch seinen Zustand erlebt und wertet. Der Nervenarzt und Psychotherapeut N. Peseschkian lehrt in seiner »Positiven Psychotherapie«, wie wichtig es ist, in allen Lebensbereichen den »positiven Ansatz« zu suchen. W. Bergengruen hat diesen positiven Ansatz der Schlafarmut bzw. Schlaflosigkeit beschrieben. Das gilt auch für das Bejahen des Wachliegens, worauf wir in diesem Buch hingewiesen haben. Wenn man seine bisherige Einstellung in Frage stellt und bereit ist, seinen Standpunkt zu verändern, dann sehen viele Dinge plötzlich ganz anders aus. Mit dem Standortwechsel, mit dem Erarbeiten und Entdecken neuer Gesichtspunkte und Blickwinkel lassen sich die bisherigen Einstellungen und Bewertungen relativieren. Für den Schlaf und für die Einstellung zum Schlaf ist diese Bereitschaft zum Relativieren von entscheidender Bedeutung.

Viele Menschen, die erfolgreich ihre Schlafstörungen in irgendeiner Form bewältigen konnten, haben eine Art »Schlaf-Tagebuch« geführt. Sie haben nicht nur wichtige Gedanken notiert, Träume aufgeschrieben oder ähnliches, sondern auch über ihre Gewohnheiten Buch geführt. Das Führen eines solchen Tagebuches kann sehr aufschlußreiche Zusammenhänge zwischen den Ereignissen des Tages und denen der Nacht aufzeigen.

Mentale Einschlaf-Rituale

Wir wollen hier einige mentale Techniken, die schon seit vielen Jahren erfolgreich in Kliniken, Praxen und in Seminaren eingesetzt werden, vorstellen.

Die geheimnisvolle Schlafwolke

Es gibt nicht nur materielle Verschwendung, sondern auch geistige. Anstatt uns mit wohlwollenden und aufbauenden Gedanken vom abgelaufenen Tag zu verabschieden, haben wir vor dem Einschlafen immer wieder mit ›negativen Gedankenattacken‹ zu kämpfen.

Gerade vor dem Einschlafen ist es wichtig, den sich über einen Tag hinweg aufgebauten kleineren oder größeren Berg von Zweifeln, Ärger, Angst, Neid und Mißgunst umzuwandeln. Denn diese negativen Gedanken und Gefühle wirken einem harmonischen Einschlafen wirkungsvoll entgegen. Wenn uns also trotz bester Vorsätze kurz vor dem Einschlafen wieder eine ›Gedankenattacke‹ ergreift, empfehlen wir folgende Übung:

Wir sitzen oder legen uns bequem hin und stellen uns vor, daß über unserem Kopf eine kleine blaue Schlafwolke schwebt. Das Besondere daran ist, daß diese Schlafwolke in der Lage ist, alle unsere negativen Gedanken zu absorbieren. Wie ein Schwamm Feuchtigkeit aufnimmt, saugt diese wundersame Schlafwolke alle unsere negativen Gedanken aus unserem Kopf und Gehirn weg und wandelt diese in harmlose, freundliche Gedanken um. Schließlich verwandeln sich diese negativen Gedankenbilder nicht nur in angenehme, sondern urplötzlich sogar in wunderschöne Blumen. Diese blauen und violetten Blumen umhüllen nun unseren ganzen Kopf, und der einzigartige Duft läßt uns in einen angenehmen und ruhigen Schlaf versinken.

Dankbarkeitsübung

> *Dankbarkeit ist das erste und*
> *letzte Gefühl des Menschen.*
> ADOLF KOLPING

Oft sind wir so sehr in unsere täglichen Verpflichtungen verstrickt, daß wir all die Dinge vergessen, die uns Freude bereiten und glücklich machen. Und wenn wir gestreßt sind und uns schlecht fühlen, ist es schwer, sich daran zu erinnern, daß sie überhaupt existieren.

Es gibt einen interessanten physiologischen Zusammenhang zwischen Ihrem Wohlbefinden und der inneren Einstellung von Dankbarkeit. Probieren Sie es einmal aus: Schließen Sie Ihre Augen, und denken Sie an etwas, für das Sie dankbar sind. Bemerken Sie, wie sich Ihre Atmung verändert? Wie sie ruhiger und tiefer wird? Daß Sie sich nun besser fühlen? Es ist immer wieder verblüffend, festzustellen, wie etwas so Einfaches die Perspektive verändern kann.

Die folgende Übung weist einen einfachen Weg, die innere Haltung von Dankbarkeit in Ihr tägliches Leben zu integrieren. Den größten Effekt erzielen Sie vor dem Einschlafen und kurz nach dem Aufwachen:

- Beginnen Sie mit der Abend-Übung, indem Sie sich kurz vor dem Einschlafen daran erinnern, für was Sie alles dankbar sind. Erstellen Sie im Geiste eine Liste mit allem, was Ihnen nur einfällt. Bleiben Sie konzentriert, aber nicht angespannt. Schon nach wenigen Tagen wird das Einschlafen viel leichter, harmonischer und friedlicher verlaufen.
- Wiederholen Sie die Übung sofort nach dem Aufwachen. Zwei bis drei Minuten genügen. Lassen Sie sie zu Ihrer morgendlichen Routine werden. Sie können die Dankbarkeitsübung mit Ihrem regelmäßiges Morgenprogramm (Duschen, Gymnastik, Spazierengehen etc.) verbinden. Auf diese Weise verschaffen Sie sich einen doppelten Nutzen.
  Ihren Tag mit Dankbarkeit zu beginnen, bringt Sie in eine großartige Stimmung. Wenn Sie in dieser Verfassung Ihre tägliche Arbeit beginnen, werden Ihnen auch die schwierigsten Aufgaben erheblich leichter fallen.
- Legen Sie ein Dankbarkeits-Journal oder -Tagebuch an. Erstellen Sie dazu eine Liste mit allem, was Ihnen nur einfällt. Sie kön-

nen dann zwei Minuten am Vormittag und zwei Minuten am Nachmittag diese Übung durchführen und mit der Liste oder dem Journal arbeiten. Wenn Sie diese Übung regelmäßig fortführen, werden Sie bemerken, wie Ihre Liste wächst.

Tagesrückverfolgung
Dies ist ebenfalls eine einfache mentale Übungen, die man in den verschiedensten Variationen durchführen kann. Sie wurde von der christlichen Bruderschaft der Rosenkreuzer gelehrt und auch vom Anthroposophen Rudolf Steiner in seinen Schriften und Vorträgen erwähnt.

Bei der Übung wird vor dem Einschlafen eine Tagesrückschau durchgeführt – und zwar vom Abend bis zum Morgen. Vom letzten Ereignis des Tages gehen wir in Gedanken zurück bis zum Aufwachen. Gerade diese umgekehrte Reihenfolge hat einen stärkenden und aufbauenden Effekt auf unsere Gedächtnisbildung. Es kommt dadurch, wie Anwender immer wieder berichten, zur Sammlung einer inneren Lebenskraft, was sich auf den Schlaf und auch auf den nächsten Tag positiv auswirkt.

Für diese kräftigende und schlaffördernde Übung ist eine Sitzhaltung von Vorteil, damit wir die Übung wirklich vom Anfang bis zum Ende durchführen können, ohne vorher einzuschlafen. Außerdem fällt es so leichter, sich zu konzentrieren. In der Regel genügen sieben bis zehn Minuten.

Wichtig ist, daß wir diesen Tagesrückblick aus neutraler Position sehen, uns also wie von außen als Zuschauer betrachten. Damit ist auch gewährleistet, daß wir Emotionen wie Ärger, Wut oder Kränkungen nicht noch einmal durchleben. Es sollten also Ruhe, Reserviertheit und Neutralität im Vordergrund unserer Betrachtungen stehen. Wichtig ist es auch, nicht in Grübeleien zu verfallen, sondern mit den Tagesereignissen zügig voranzugehen.

Schlaf und religiöses Leben

Lieben, beten, singen –
das ist mein ganzes Leben.
LAMARTINE

Vielerorts ist das Nachtgebet verlorengegangen. Mit unserem Fortschritt sind wir auch in diesem Bereich unseres Lebens ›fortgeschritten‹, wir haben uns davon entfernt. Viele haben es buchstäblich verlernt, richtig zu beten. Doch wir wissen nicht nur aus der biblischen Geschichte, daß Beten helfen und heilen kann.

Bei Streß führt das wirkliche Beten eine innere Beruhigung herbei. Ein Gefühl des Friedens wird vermittelt, wir lassen auch eher die Demut in unserem Herzen zu. Immer wieder hört man von den wunderwirkenden Kräften der Gebete und Psalmen. Für das Nachtgebet eignet sich beispielsweise der Psalm 23, ein Psalm Davids:

Der gute Hirt

Der Herr ist mein Hirt, nichts wird mir fehlen; / Er läßt mich rasten auf grüner Au.
Er führt mich zur Ruh an lebendige Wasser, / gewährt meiner Seele Erquickung / Auf rechten Wegen leitet er mich, / um seines Namen willen.
Und müßte ich gehn in dunkler Schlucht, / ich fürchte kein Unheil: Du bist bei mir.
Dein Stock und Dein Stab, / sie geben mir Zuversicht.
Den Tisch bereitest Du mir / ins Angesicht denen, die mich bedrängen.
Du salbst mit Öl mein Haupt, / und übervoll ist mein Becher.
Die Huld und die Gnade gehen mir nach / durch all meines Lebens Tage / und wohnen darf ich im Hause des Herrn / durch lange und lange Zeit.

Zusammenfassung

Gesunder, erholsamer Schlaf ist von vielen Faktoren abhängig und resultiert aus dem fein ausbalancierten Zusammenwirken verschiedener Systeme und ihrer Funktionen:

- Allgemeine Regel: innere und äußere Ursachen von Schlafstörungen erkennen und beseitigen.
- Körperliche Tätigkeit fördert Müdigkeit. Keine Spitzenleistungen, dafür Abendspaziergang.
- Schlafzeit knapp bemessen: Schlafdefizit ist zwar unangenehm, aber ungefährlich. Das zu lange Mittagsschläfchen kann die abendliche Schlafstörung vorprogrammieren.
- Einschlafritual: Monotonie hilft einschlafen.
- Mahlzeiten: Abends nur leichte Mahlzeit.
- Training des vegetativen Nervensystems: Warm und kalt duschen.
- Kaffee, Schwarztee und andere Stimulantien stören, Alkohol erleichtert zwar das Einschlafen, beeinträchtigt aber den Schlafrhythmus.
- Keine Arbeit mit ins Bett nehmen. Selbst das Viertelstündchen, das sie damit verbringen, in der Wirtschaftspresse zu blättern, verhindert, daß Sie »den Tag hinter sich lassen« und so entspannt sind, daß Sie einschlafen.
- Der Körper gewöhnt sich an regelmäßige Einschlaf- und Aufstehzeiten. Ein feste Zeit zum Schlafengehen kann Einschlafstörungen verhindern.
- Gute Schlafbedingungen schaffen: für Dunkelheit und Ruhe sorgen. Elektrosmog und Wohngifte am Schlafplatz vermeiden.
- Das anatomisch-orthopädisch richtige Schlafsystem samt richtigem Bettklima (trocken und warm) ist für guten Schlaf mitentscheidend. Die optimale Raumtemperatur für guten Schlaf liegt um 18 Grad Celsius.

- Ein warmes Bad entspannt die Muskulatur, hilft loslassen und verstärkt die Müdigkeit.
- Kein Streß vor dem Schlafengehen. Keine anregenden Diskussionen und erst recht kein Streit. Streß ist eine der Hauptursachen für Einschlafstörungen.
- Autogenes Training, Autosuggestion, Meditation oder Yoga helfen, Alltagsbelastungen loszulassen. Sie fördern schnelles Einschlafen und erholsamen Schlaf. Auch ein Abendgebet begünstigt den abendlichen Loslaß-Prozeß.
- Kuscheln, Zärtlichkeit und Sex fördern das Einschlafen.
- Bei Wachliegen lieber aufstehen und lesen als stundenlang im Bett wälzen.
- Paradoxie: Suggestiver Vorsatz »Ich will gar nicht einschlafen«; Durchbrechen des Terrors der Erwartungshaltung.
- Chemische Schlafmittel programmieren Schlafstörungen.

Viele Wege führen zum Schlaf

Es gibt Hunderte von Ursachen, warum und in welcher Form bei einem bestimmten Menschen der Schlaf gestört sein kann. Ebenso viele Abhilfemaßnahmen gibt es! Viele alternative Therapieformen können durchaus mit ärztlichen und psychotherapeutischen Verfahren kombiniert werden. Dazu ist es nötig, für alle Wege und Mittel offen zu sein und auf die Weisheit unseres Körpers zu bauen. Die Eigenverantwortung des einzelnen ist die tragende Säule zum Erfolg – es geht um den eigenen Schlaf, um die eigene Gesundheit. Schlafmedikamente sind nicht empfehlenswert, ›der gekaufte Schlaf‹ kann abhängig machen. Er ist und bleibt eine Krücke, ein Notbehelf in schwierigen Zeiten. Die Schlafstörungen werden damit nur überdeckt, niemals geheilt. Schlafstörungen müssen so natürlich wie möglich behandelt werden.

Wie sehr die Lasten des Lebens von unserer Einstellung und von unserem Verhalten abhängen, erzählt die nachfolgende Geschichte:

Gestern – Heute – Morgen

Es gibt in jeder Woche zwei Tage, über die wir uns keine Sorgen machen sollten. Zwei Tage, die wir freihalten sollten von Angst und Bedrückung. Einer dieser zwei Tage ist das Gestern mit all seinen Fehlern und Sorgen, geistigen und körperlichen Schmerzen. Das Gestern ist nicht mehr unter unserer Kontrolle! Alles Geld dieser Welt kann es nicht zurückbringen; wir können keine einzige Tat, die wir gestern getan haben, ungeschehen machen. Das Gestern ist vorbei.

Der andere Tag, über den wir uns keine Sorgen machen sollten, ist das Morgen mit seinen möglichen Gefahren, Lasten, Versprechungen. Auch das Morgen haben wir nicht unter unserer sofortigen Kontrolle. Morgen wird die Sonne aufgehen, entweder in ihrem vollen Glanz oder hinter einer Wolkenwand. Bis sie aufgeht, sollten wir uns nicht über das Morgen Sorgen machen, weil es noch nicht geboren ist. Da bleibt nur ein Tag übrig: heute! Es ist nicht die Erfahrung von heute, die die Menschen verrückt macht; es ist die Reue und Verbitterung für etwas, was gestern geschehen ist, oder die Furcht vor dem, was das Morgen wieder bringen wird. Heute ist das Morgen, worüber wir uns gestern Sorgen gemacht haben.

Anhang

Fragebogen – Praxisteil

Ihr Streßprofil

Jetzt ist es Zeit für eine erste Bestandsaufnahme Ihrer persönlichen Verhaltens- und Reaktionsebenen, also der körperlichen, emotionalen und geistigen Ebene. Nehmen Sie einen Stift zur Hand, und gehen Sie die nachfolgenden Fragen durch. Da der emotionale Streß zu den wichtigsten inneren Ursachen für Schlafstörungen zählt, erhalten Sie Anhaltspunkte, wie streßgefährdet Sie sind.

Körperliche Ebene

- Ich leide unter Einschlaf- oder Durchschlafstörungen
- Ich bin tagsüber oft müde und abgespannt
- Ich habe öfter Verdauungsstörungen (Verstopfung oder Durchfall)
- Ich bin bei nichtigen Anlässen schwindelig
- Ich habe öfter Herzjagen
- Bei nichtigen Anlässen bekomme ich Atembeschwerden
- Ich leide öfter unter Schweißausbrüchen
- Ich verspüre öfter Magendruck
- Ich reagiere oft mit Kopfschmerzen
- Mein Blutdruck ist erhöht oder zu tief

Emotionale Ebene

- Ich fühle mich oft allein, verlassen oder isoliert
- Meine Stimmungslage ist oft deprimiert, auch ohne besondere Anlässe
- Am liebsten würde ich mich verkriechen
- Ich habe wenig Gelegenheit mein Gefühle zu äußern oder auszuleben
- In letzter Zeit verliere ich öfter die Selbstkontrolle
- Ich fühle mich bedroht und bin ängstlicher als früher
- Ich bin oft plan- und ziellos
- Mir fehlt in letzter Zeit die Motivation, Dinge anzufassen
- Meine Reaktionen sind öfter unangemessen heftig
- Ich bin nervöser, gehemmter als früher

Geistige Ebene

- Die Konzentration und Merkfähigkeit ist bei mir in Konfliktsituationen schlechter als früher
- In Beruf und Freizeit hat sich eine allgemeine Interesselosigkeit entwickelt
- Meine Selbstkontrolle und Disziplin hat in letzter Zeit abgenommen
- Ich vergesse öfter als früher wichtige Dinge
- Es fällt mir schwer, neue Dinge zu lernen
- Ich spüre öfter Entscheidungsunfähigkeit und Gleichgültigkeit
- Ich habe öfter das Gefühl, nicht mehr mitreden zu können
- Viele Dinge beginnen, mir über den Kopf zu wachsen
- Ich kann weniger in Ruhe und nacheinander Arbeiten erledigen als früher
- In Gesprächen verliere ich manchmal den roten Faden

Internet-Quelle www.schlafmedizin.de

Zählen Sie die angekreuzten Punkte. Pro Ebene sollten es nicht mehr als drei Punkte sein. Wenn Sie insgesamt mehr als 9 Punkte angekreuzt haben, zeigen Sie bereits überdurchschnittliche Streßreaktionen.

Haben Sie anhand Ihres persönlichen Profils festgestellt, daß Ihre Gesundheit durch Streß gefährdet ist, sollten Sie ernsthaft mit sich zu Rate gehen und etwas gegen den Streß in Ihrem Leben unternehmen. Tips für geeignete Maßnahmen finden Sie z. B. bei den Entspannungsübungen. Je nachdem, in welchen Bereichen die Symptomatik am stärksten ist, können Sie die Schwerpunkte unterschiedlich setzen: Jemand, der auf Streß in erster Linie mit körperlichen Verspannungen reagiert, muß versuchen, seinen Körper durch Massagen und Sport zu entkrampfen. Personen, die eher mit emotionalen oder geistigen Fehlsteuerungen reagieren, sollten eher versuchen, Geist und Seele zu entspannen.

Ihre vegetative Skala

Auf den folgenden Frageblättern finden Sie verschiedene mögliche Reaktionen aus dem vegetativ-organischen und aus dem muskulären Bereich. Kreuzen Sie in den dazugehörigen Kästchen jeweils die *Stärke* und die *Häufigkeit* solcher Reaktionen an, wie Sie bei Ihnen bisher aufgetreten sind. Für die subjektive Bewertung wurden spezielle Ausprägungsgrade als Maß- oder Bewertungsnoten von 1 (weniger ausgeprägt) bis 4 (sehr stark ausgeprägt) gewählt.

Ihre vegetative Skala

Beschwerden	HÄUFIGKEIT				STÄRKE				Resultat
	nie 1	manchmal 2	häufiger 3	oft 4	nie 1	manchmal 2	häufiger 3	oft 4	
1. Druck- oder Völlegefühl									
2. Sodbrennen oder saueres Aufstoßen									
3. Magenbeschwerden									
4. Verdauungsstörungen (auch Blähungen)									
5. Bauchschmerzen									
6. Kloßgefühl, Beengtheit oder Würgen im Hals									
7. Schluckbeschwerden									
8. Räuspern und Husten									
9. Trockener Mund									
10. Kurzatmigkeit									
11. Ziehen oder Schmerzen in der Brust									
12. Atembeklemmungen									
13. Luftwegbleiben									
14. Schweißausbrüche, Schwitzen									
15. Kreuz- oder Rückenschmerzen									
16. Unruhe oder Zucken in bestimm. Muskelbereichen									
17. Zittern									
18. Nacken- und Schulterschmerzen									
19. Kopfschmerzen									
20. Unfähigkeit zur Entspannung									

Beschwerden	HÄUFIGKEIT				STÄRKE				Resultat
	nie 1	manchmal 2	häufiger 3	oft 4	nie 1	manchmal 2	häufiger 3	oft 4	
21. Einschlafschwierigkeiten									
22. Durchschlafschwierigkeiten									
23. nächtliches Aufschrecken									
24. Zu frühes Aufwachen									
25. Tagesmüdigkeit									
26. Übermäßiges Schlafbedürfnis									
27. Niedergeschlagenheit, Erschöpfung									
28. Angstzustände									
29. Panikattacken									
30. Frösteln oder Hitzewallungen									
31. Schwindelgefühl									
32. Ohnmachtsanfälle									
33. Kreislaufbeschwerden									
34. Kalte Hände oder Füße									
35. Herzstechen									
36. Herzklopfen									
37. Herzjagen									
38. Herzstolpern									
39. Herzdrücken									
40. Unangenehmer Harndrang									

Gesamtwert ______

Anleitung

Gehen Sie nun die Liste Punkt für Punkt durch. Prüfen Sie genau, wie oft und wie stark Sie die aufgezählten körperlichen Symptome in der letzten Zeit an sich verspürt haben.

Kreuzen Sie jedesmal den zutreffenden Häufigkeits- und Stärkegrad an (Benotung).

Multiplizieren Sie dann jeweils bei derselben Reaktion die Benotung von Häufigkeit und Stärke und tragen Sie das Resultat im letzten Kästchen ein.

Am Schluß *addieren* Sie alle in diesem letzten Kästchen notierten Werte und schreiben das Resultat in das Kästchen »Gesamtwert« (am Ende der Skala).

Das Ziel ist, durch verschiedenste Maßnahmen, insbesondere durch Entspannungsübungen, Ihre vegetativen Reaktionen und Symptome wieder in Balance zu bringen. Sie sollten in Abständen von etwa 3 Wochen die Skala durchgehen und den jeweils aktuellen Wert ermitteln. Im Zuge Ihrer gesundheitlichen Aktivitäten wird sich der Gesamtwert nach unten verändern.

Schlaffragebogen

Wenn Sie ein Schlafproblem haben, kann es nützlich für Sie sein, eine Reihe von Fragen mit einem Arzt zu erörtern. Die folgenden Fragen werden von Ärzten und Psychiatern gestellt, wenn sie herauszufinden versuchen, unter welcher Art Schlaflosigkeit ein Patient leidet. Sie dienen auch als Richtlinien aus der Schlafforschung, die dem einzelnen helfen können, seine Probleme richtig einzuschätzen oder zu entscheiden, ob er medizinische Hilfe braucht.

Wenn Sie diese Fragen durchgehen, vermögen Sie ungeahnte Einblicke in den Hintergrund Ihres Schlafproblems zu gewinnen. Sollten Sie die Fragen nach Ihren Gewohnheiten nicht genau beantworten können, ist es vielleicht hilfreich, einen oder zwei Monate lang *Tagebuch* zu führen und Ihre Gewohnheiten festzuhalten. Wenn Sie keine Antwort auf die Fragen nach Ihren allgemeinen Stimmungen, nach eingenommenen Arzneimitteln oder nach der Häufigkeit Ihres Erwachens geben können, sollten auch diese Informationen in Ihr Tagebuch aufgenommen werden. Sind Sie erst einmal in der Lage, alle Fragen präzise zu beantworten, werden Sie Ihre Schlafschwierigkeiten wesentlich besser verstehen und es Ihrem Arzt erleichtern, Ihnen zu helfen.

1. Wie lange schlafen Sie im allgemeinen? Hat sich daran etwas geändert? Seit wann?

   Wie schlafen Sie gewöhnlich? Haben Sie in letzter Zeit irgendwelche Veränderungen Ihres Schlafes bemerkt? Wenn ja, welche? Seit wann?

   Gehen Sie immer zur selben Zeit zu Bett?

2. Um wieviel Uhr gehen Sie gegenwärtig ins Bett? Ist das früher als sonst? Später? Wenn ja, seit wann ist dies der Fall?

   Tun Sie vor dem Zubettgehen irgend etwas Besonderes, essen oder trinken Sie etwas Bestimmtes, oder machen Sie Übungen?

3. Wenn Sie im Bett sind, wie lange brauchen Sie zum Einschlafen? Hat das immer so lange gedauert? Wenn nicht, seit wann ist das so? Schlafen Sie am besten in einem dunklen und ruhigen Zimmer oder bei eingeschaltetem Radio-/Fernsehgerät und brennendem Licht?

4. Wachen Sie nachts auf? Wenn ja, wie oft? Zu welcher Zeit (welchen Zeiten)? Eher zu Beginn der Nacht oder eher gegen Morgen? Wie lange bleiben Sie wach? Wie lange dauert es, bis Sie wieder einschlafen?

   Waren Sie als Kind ein guter Schläfer? Wo (mit wem zusammen) schliefen Sie als Kind?

5. Wann schliefen Sie zum letztenmal die ganze Nacht durch? Wie ist Ihr Gedächtnis?

6. Um welche Zeit wachen Sie morgens auf? Stehen Sie sofort auf? Wie fühlen Sie sich, wenn Sie aufwachen? Wissen Sie sofort, daß Sie nicht mehr schlafen? War das schon immer so? Wenn nicht, wie war es früher und wann hat es sich geändert?

7. Schlafen Sie tagsüber? Wie lange? Wie oft? Haben Sie das schon immer getan? Wenn nicht, seit wann tun Sie es?
   Machen Sie körperliches Training – überhaupt nicht; viel; ein bißchen?

8. Träumen Sie? Wenn ja, wie oft? War das schon immer so? Wenn nicht, wann änderte es sich?
   Träumen Sie beim Einschlafen?

9. Wovon träumen Sie? Träumen Sie von Dingen der Gegenwart oder der Vergangenheit? Haben Sie Albträume? Träumen Sie farbig? Bringen Sie je Ihre Träume mit Ihrem Wachzustand durcheinander? War das alles schon immer so? Wenn nicht, wann trat eine Veränderung ein?

10. Nehmen Sie irgend etwas, das Ihnen zu Schlaf verhilft? Wenn ja, was? Seit wann? Trinken Sie nach 19 Uhr Alkohol? Wenn ja, seit wann? Brauchen Sie in letzter Zeit mehr Alkohol oder mehr Medikamente, um zu schlafen? Seit wann?
    Welche anderen Medikamente oder Tabletten nehmen Sie?

11. Wann gingen Sie gestern ins Bett? Nahmen Sie irgendeine Medizin zum Einschlafen? Wie lange dauerte es, bis Sie einschliefen? Wachten Sie in der Nacht auf? Zu welcher Zeit (welchen Zeiten)? Wie lange dauerte es, bis sie wieder einschliefen? Um

welche Zeit wachten Sie heute früh auf? Standen Sie sofort auf? Wenn nicht, wann? Träumten Sie letzte Nacht irgend etwas? Was? War es angenehm? Schliefen Sie heute tagsüber? Wenn ja, zu welcher Zeit (welchen Zeiten)? Wie lange?

12. Benutzen Sie einen Wecker? Wachen Sie von selbst auf?

13. Wie reagieren Sie auf Alkohol? Können sie viel trinken, ohne etwas zu merken? Fühlen Sie sich nach einem oder zwei Gläsern beschwipst?

14. Wenn Sie betrübt sind, gehen Sie dann gern schlafen oder können Sie nicht schlafen?

15. Was tun Sie, wenn Sie nachts nicht schlafen können?

16. Veränderte Schlafmuster wurden bei Überfunktionen der Schilddrüse beobachtet, gegen Ende der Schwangerschaft, bei Entwicklungsstörungen, Depressionen, geistiger Verwirrung und Psychose, chronischem Hirnsyndrom, Epilepsie, Arzneimittelsucht und der Verabreichung von Steroid. Trifft eine dieser Kategorien auf Sie zu?

Schlafprotokoll

Markieren Sie bei jeder der folgenden Fragen Ihre Burteilung möglichst exakt mit einem senkrechten Strich auf der Skala. »0« bedeutet »sehr schlecht« bzw. »sehr schwierig«; »10« bedeutet »sehr gut« bzw. »sehr leicht«.

1. Der Streß am Tag war

0 ——————————————————— 10

2. Müdigkeit vor dem Schlafengehen

0 ——————————————————— 10

3. Insgesamt war der Schlaf

0 ——————————————————— 10

4. Das Einschlafen war

0 ——————————————————— 10

5. Nach dem Einschlafen war der Schlaf

0 ——————————————————— 10

6. Das Wiedereinschlafen war (falls in der Nacht erwacht)

0 ——————————————————— 10

7. Vor dem Wecken/Aufstehen war der Schlaf

0 ——————————————————— 10

8. Das Aufwachen war
0 ———————————————— 10

9. Im ganzen war die Nacht
0 ———————————————— 10

10. Ich fühle mich jetzt
0 ———————————————— 10

11. Im Moment ist meine Stimmung
0 ———————————————— 10

12. Meine geistige Leistungsfähigkeit ist
0 ———————————————— 10

13. Meine körperliche Leistungsfähigkeit ist
0 ———————————————— 10

Bitte geben Sie bei jeder Frage Ihre Beurteilung an:

14. Ich habe bis 3 Stunden vor dem Schlafengehen
    koffeinhaltige Getränke eingenommen ja/nein
    alkoholische Getränke eingenommen ja/nein
    Beruhigungsmittel eingenommen ja/nein
    Wenn ja, was und wieviel? ______________________________

15. Ich schlafe am Tag
    Minischlaf (weniger als 10 Min.) ______ mal
    Schlaf über 10 Min. ______ mal ______ Min.

16. Ich ging gestern um ______ Uhr zu Bett (Licht gelöscht).

17. Das Einschlafen dauerte _____ Std. ____ Min.

18. Während der Nacht erwachte ich _____ mal.
    Uhrzeit _______

19. Dabei lag ich insgesamt etwa _____ Std. ____ Min wach.

20. Vor dem Aufstehen war ich bereits _____ Std. ____ Min wach.

21. Besondere Beobachtungen während der Nacht:
    Schwitzen ja/nein Herzklopfen ja/nein
    Unruhe ja/nein anderes ja/nein
    Was? ____

22. Ich hätte lieber noch weitergeschlafen ja/nein
    Falls ja, warum? ____

____

____

23. Ich erinnere mich an Träume	ja/nein
Inhalt/Stimmung im Traum war	positiv neutral negativ
Angst im Traum	ja/nein

24. Weitere Beobachtungen oder Bemerkungen:

Übungsprotokoll fürs Autogene Training

Datum	Tageszeit (Min.)	Übungs-dauer	Art der Übung	Zufrieden-heitsnote	Bemerkungen

Nützliche Adressen

Adresse des Co-Autors:

Institut für Schlafpsychologie und Schlafcoaching
Günther W. Amann-Jennson
Obere Lände 7
A-6820 Frastanz / Österreich
www.schlafcoaching.com
E-Mail: amanngw@schlafcoaching.com

Bezugsquellen:

Elektrosmog-Schutz
Erdungsauflage
Magnetfeldauflage
Mini-Trampolin (Rebounding)
Schlafbrillen
Silbertextilien
Lichttherapie/Lichtprodukte
Schlafanalysen
Lokosana Handels GmbH
www.lokosana.com

Ohrenstöpsel
Sleepsoft
Sonic-Shop
www.sonicshop.de

Schlaf-Gesund-Beratung
Schlafplatzmessungen
Bioenergetisches Schlafen®
Anatomisch-orthopädisches Schlafsystem
Schadstofffreie Zudecken
Orthopädische Kopfkissen
SAMINA Produktions- und Handels GmbH
www.samina.com

Auf Wunsch stellt Ihnen der Verlag kostenlos eine Liste der von den Autoren benutzten Literatur zur Verfügung.
E-Mail an: **info@oeschverlag.ch**